Dr. med.
Jürgen Toft

Knie-Arthrose

Von wegen da kann man
nichts machen

Neue Hoffnung für Patienten
mit Knie-Arthrose
durch biologischen Knorpelersatz

HERBIG

DR. MED.
JÜRGEN TOFT

Knie-Arthrose

Von wegen da kann man nichts machen

Neue Hoffnung für Patienten
mit Knie-Arthrose
durch biologischen Knorpelersatz

HERBIG

© 1999 Dr. med. Jürgen Toft, München
Alle Rechte vorbehalten
Umschlaggestaltung: CDN, Klaus Numberger, München
Umschlagbild: Bavaria Bildagentur, München
Buchgestaltung und Layout: CDN, Klaus Numberger, München
Satz: Typographischer Betrieb W. Biering, H. Numberger, München
Reproduktionen: Repro Gerstl, Aschheim
Druck und Binden: Druckhaus Fritz König, München
Printed in Germany
ISBN 3-7766-2138-0

INHALTSVERZEICHNIS

WARUM SCHREIBE ICH DIESES BUCH?

Nachdem ich mich seit mehr als 20 Jahren sehr intensiv mit der Chirurgie des Kniegelenks beschäftige und auf eine persönliche Erfahrung von rund 20.000 Knieoperationen zurückblicke, habe ich in den letzten beiden Jahrzehnten immer wieder versucht, auf wissenschaftlichen Kongressen meine eigenen, aber auch die internationalen Erfahrungen auf dem Gebiet der modernen Arthrose-Chirurgie weiterzugeben. Leider bin ich mit diesen »Bekehrungsversuchen« im Kreise meiner Kollegen – von einigen Ausnahmen abgesehen – auf taube Ohren gestoßen. Man konnte einfach nicht glauben, daß man Arthrose heilen könne, wo doch alle das Gegenteil sagen.

In der täglichen Praxis des Umgangs mit Arthrosepatienten hat sich in Deutschland in den letzten 20 Jahren so gut wie nichts getan. Ich höre dies auch von meinen Patienten, die mir berichten, daß ihnen ihre Ärzte – übrigens auch renommierte Universitätsprofessoren – immer wieder sagen, man könne gegen die Arthrose nichts machen. Da die Betroffenen für eine Prothese jedoch noch zu jung seien, müßten sie mit Schmerzmitteln und einer gewissen Schonung so lange durchhalten, bis sie für ein künstliches Kniegelenk alt genug wären. Andere Behandlungsmethoden würden »nichts bringen«, wenn der Patient aber unbedingt möchte, könne man ja eine Arthroskopie (Gelenkspiegelung) vornehmen, um mal zu schauen, was denn im Knie los sei.

Der Stand der Dinge wurde besonders deutlich in einer Ausgabe des Nachrichtenmagazins Focus aus dem Jahre 1997, in welcher die »besten« Ärzte verschiedener Fachgebiete vorgestellt wurden. Hier wurde die Abbildung eines vom Knorpel entblößten Gelenkabschnitts mit der Bildunterschrift versehen, daß bei derartigen Schäden »die Ärzte auch heute noch machtlos« seien. Ich bin sicher, daß die recherchierenden Journalisten, die im übrigen durchaus etwas mehr Sorgfalt hätten aufbringen können, diese Aussage von renommierten Vertretern des Fachgebiets Orthopädie erhalten hatten.

Vor dem Hintergrund dieser Fehlinformationen erscheint es mir wichtig, meine positiven Erfahrungen mit der modernen Arthrose-Chirurgie einer breiten Öffentlichkeit nahezubringen, um betroffenen Patienten sagen zu können, daß auch bei schwersten Kniearthrosen, die eigentlich für eine Versorgung mit einem künstlichen Kniegelenk anstehen würden, sehr sinnvolle, gelenkerhaltende Behandlungsmöglichkeiten zur Verfügung stehen, die Perspektiven eröffnen, an die der Knie-Arthrotiker kaum mehr zu glauben wagt.

WAS IST EIGENTLICH ARTHROSE?

Unter Arthrose versteht man den vorzeitigen Verschleiß eines Gelenks, hier in unserem Fall eines Kniegelenks, wobei die Hauptsubstanz, die vom Verschleiß betroffen ist, der Gelenkknorpel ist. Dieser Gelenkknorpel wird dabei durch einen übermäßigen Abrieb immer dünner, wodurch die Knochen näher aneinander geraten. Im Röntgenbild wird dies als Verschmälerung des sog. Gelenkspalts sichtbar (Abb. 1a + b). In den Endstadien der Krankheit ist im Röntgenbild überhaupt kein Spalt mehr zu sehen, was bedeutet, daß dann Knochen auf Knochen reibt. Dieser Prozeß geht auch mit einer Verformung des Gelenks bzw. des ganzen Beines einher, weshalb der Arzt auch von »Arthrosis deformans« spricht. Sofern nicht gleichzeitig eine Entzündung vorliegt, spricht man von einer inaktiven oder ruhenden Arthrose. In dieser Phase bestehen in der Regel keine akuten Schmerzen, wenngleich die Belastbarkeit des Gelenks deutlich herabgesetzt ist. Durch Überlastung jedoch oder zusätzliche Unfälle entstehen bei vorhandener Arthrose leicht Entzündungszustände, so daß man dann von einer »aktivierten Arthrose« spricht. In dieser Phase bestehen Schmerzen nicht nur bei Belastung, sondern oft auch in Ruhe.

Die Arthrose – abhängig vom Schweregrad – ist durch die mangelnde Belastbarkeit des Gelenks, sowie durch dessen zunehmende Einsteifung vor allem in den endgradigen Bewegungsausschlägen, gekennzeichnet. In fortgeschrittenen Stadien kann das Knie weder voll gebeugt noch voll gestreckt werden. Bei Belastungen entstehen leicht Reizzustände mit Ergußbildungen (Flüssigkeitsansammlungen), das Gelenk ist dann überwärmt und schmerzt. Im Krankheitsverlauf wechseln Phasen der entzündlichen Aktivität mit Phasen relativer Ruhe ab. Immer wenn die Gelenkschleimhaut den »Gelenkmüll« wieder abgeräumt hat, gelangt das Knie wieder zur Ruhe. Wird aber durch vermehrte Belastung erneut ein Abriebschub

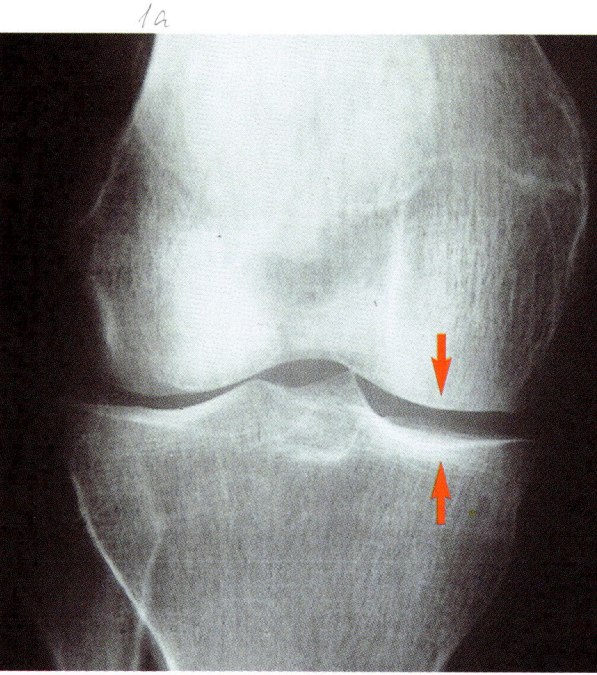

1a

1a) Röntgenbild eines gesunden Kniegelenks aufgenommen von vorn: Der Abstand zwischen dem Knochen auf der Innenseite (rechts) ist normal

erzeugt, »beschwert« sich das Gelenk wieder mit einer entsprechenden Entzündungsreaktion. Das Gelenk gerät so in einen Teufelskreis, in dem durch vermehrten Abrieb eine zu dünne und damit nicht schmierende Gelenkflüssigkeit produziert wird, eine Situation, die ihrerseits wieder den vermehrten Abrieb begünstigt (Abb. 1c).

Einen solchen Teufelskreis zu durchbrechen und auch auf Dauer dafür zu sorgen, daß er nicht wieder neu entstehen kann, dies ist die eigentliche Domäne der sogenannten Arthrose-Chirurgie.

WIE ENTSTEHT EINE ARTHROSE?

Manche Menschen bekommen eine Arthrose einfach dadurch, daß eine gewisse familiäre Veranlagung besteht, die – einfach ausgedrückt – mit einer minderen Knorpelqualität zusammenhängt. Patienten mit derartigen familiären Belastungen leiden unter dieser Krankheit auch ohne Achsfehlstellungen des Beines, ohne frühere Unfälle, ohne Meniskusoperationen, quasi »einfach so«.

Bei anderen Patienten spielen hormonelle Faktoren eine Rolle, bei wieder anderen mag die Ernährung schuld sein, und oft sind auch entzündliche

1b

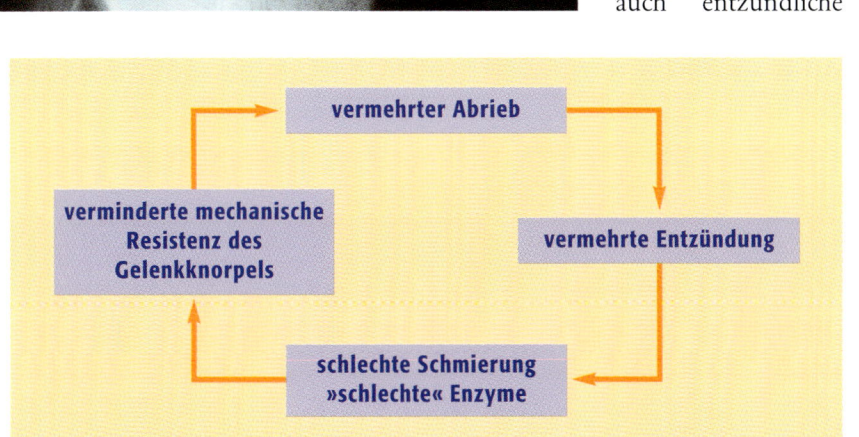

vermehrter Abrieb

verminderte mechanische Resistenz des Gelenkknorpels

vermehrte Entzündung

schlechte Schmierung »schlechte« Enzyme

1b) Röntgenbild eines Patienten mit O-Bein-Arthrose: Der Abstand zwischen dem Knochen auf der Innenseite (rechts) ist stark verschmälert

1c) Diese Faktoren beeinflussen sich gegenseitig negativ

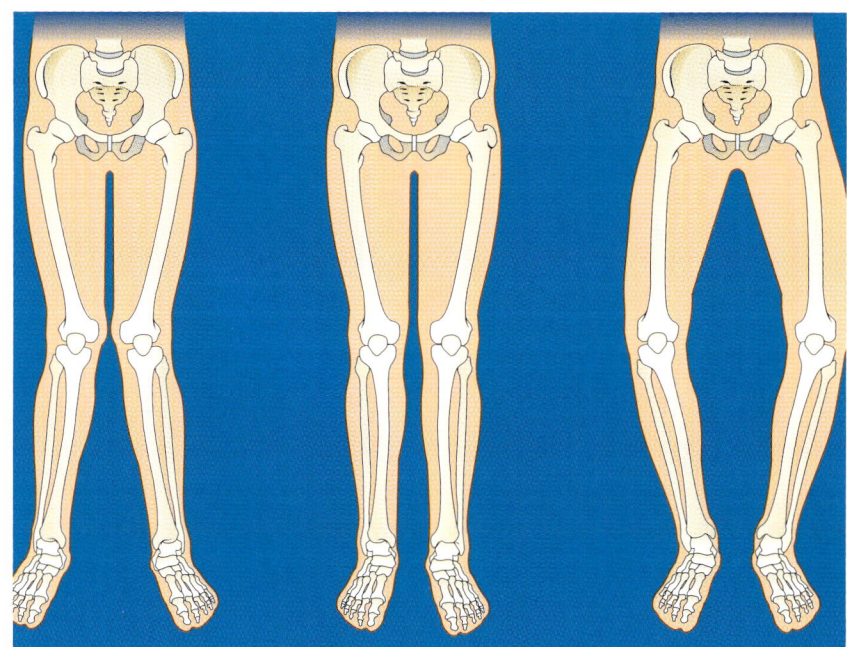

2) Das O-Bein sowie das X-Bein führen zu einer chronischen Überbelastung eines Gelenkteils. Beim O-Bein ist die Innenseite, beim X-Bein die Außenseite betroffen. Wie beim Autorad, das nicht gut ausgerichtet ist, führt dies zu einem einseitigen Abrieb

Gelenkerkrankungen, wie z.B. das sog. Gelenkrheuma, die Wegbereiter für eine spätere Arthrose.

Die Weichen für eine spätere Arthrose sind meist schon dadurch gestellt, daß in der Kindheit oder Jugend entstandene Achsfehlstellungen im Sinne des O- bzw. X-Beines (Abb. 2) bestehen und nicht rechtzeitig korrigiert werden. Solche Achsfehlstellungen können natürlich auch als Folge von Knochenbrüchen entstehen, die in falscher Stellung verheilt sind.

Ein Großteil der heute beobachteten Arthrosen gehen auf Folgen von Sportverletzungen zurück. Viele Arthrose-Patienten haben früh in ihrem Leben nach einem Sportunfall Teile eines Meniskus oder gar den ganzen Meniskus – möglicherweise beide Menisken – verloren, was dann 15 bis 20 Jahre später mit einer schweren Kniearthrose »bezahlt« wird. Auch unerkannt gebliebene

oder nicht behandelte Bandrisse, vor allem Kreuzbandrisse, sind verantwortlich für eine Vielzahl von Arthrosen. In den schlimmsten Fällen ist es sogar eine Kombination von Achsfehlstellung, frühem Meniskusverlust und nicht reparierten Bandrissen.

Viele dieser äußerst unangenehmen Folgen hätte man natürlich vermeiden können, wenn man die Software (innere Einstellung) der lädierten Hardware (kaputtes Knie) rechtzeitig angepaßt hätte (Abb. 3). Dies bedeutet, daß man mit einem arthrotischen Kniegelenk anders umgehen muß als mit einem normalen Kniegelenk. Auch ohne Behandlung hätte man den Arthroseprozeß bei besserer Beratung und besserer Einsicht günstig beeinflussen und dadurch Schlimmeres verhüten können.

Die Sache ist doch ganz einfach: Entweder unternimmt man mit einem Arthroseknie nichts und paßt seine Erwartungshaltung an das an, was das Knie (ohne zusätzliche Gefährdung) noch leisten kann, oder man versucht durch eine Operation die Leistungsfähigkeit des Kniegelenks soweit zu steigern, daß Anspruch und Möglichkeit wieder übereinstimmen.

Wie erkennt man, ob man eine Arthrose hat?

In den Anfangsstadien einer Arthrose sind natürlich alle Zeichen sehr diskret, und es bedarf einer gewissen Sensibilität, derartige Warnzeichen zu erkennen. Zu Beginn ist die Belastbarkeit des Gelenks noch nicht unbedingt herabgesetzt. Auffällig ist jedoch, daß nach der Belastung Phä-

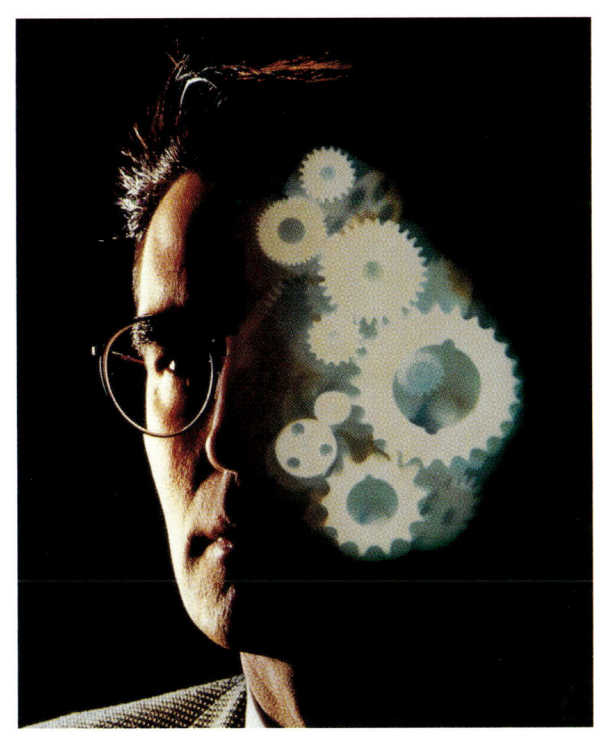

nomene zu beobachten sind, die man früher nicht an sich kannte. So entsteht z.B. nach längerem Sitzen eine gewisse Steifheit, die zwar zunächst noch ohne Schmerzen verläuft, aber durch einen etwas staksigen Gang auffällt. Da sich dies aber bereits nach wenigen Schritten wieder gibt, denkt man sich natürlich nichts dabei. Manchmal wirken bei einer beginnenden Arthrose die Knie nach einer Ruhepause etwas müde, und nach Belastungen entsteht eine Art Völlegefühl im Gelenk. Insgesamt hat man irgendwie den Eindruck, daß dem Knie die gewisse »Power« fehlt.

Durch Muskeltraining, Stretching und Fortsetzung der Aktivität können diese Zeichen zunächst »übertüncht« werden. Die Realität holt einen allerdings recht schnell ein, denn irgendwann entsteht trotz des Gefühls von »mehr Power« ein neues Phänomen – die Überwärmung. In dieser Phase haben wir es bereits mit einer vermehrten Abriebsituation zu tun. Bis zum Auftreten eines Gelenkergusses, d.h. bis zur sichtbaren Schwellung, ist es dann nur noch ein kurzer Schritt.

Geht die Gelenkschwellung mit einem gut lokalisierbaren, also punktuellen Schmerz einher, deutet dies

3) Die Anpassung der »Software« ist natürlich auch eine Frage der Information durch den Arzt: Bei besserer Aufklärung würden sich die meisten Patienten sicher vernünftiger verhalten

auf eine Meniskusverletzung hin und ist deshalb eher als ein relativ gutes Zeichen zu werten. Lassen sich die Beschwerden dagegen schwer auf einen Punkt bringen, wird die Diagnose der Knie-Arthrose leider immer wahrscheinlicher. Noch deutlicher wird es, wenn man im Liegen beim Durchstrecken der Beine die Hand problemlos in die Kniekehle schieben kann. Oft fällt auch bei der Gartenarbeit oder am Bücherregal auf, daß man nicht mehr wie früher mühelos in die Hocke gehen kann. Ganz offenkundig ist der Befund, wenn spür- und hörbare Gelenkgeräusche auftreten.

Diesen Gelenkgeräuschen wird oft zu wenig Aufmerksamkeit geschenkt. Man glaubt, das sei ab ei-

nem gewissen Alter normal, oder andere hätten ähnliche Beschwerden. Dabei betreffen genannte Phänomene zunächst nicht alle Gelenkabschnitte in gleicher Stärke und zur gleichen Zeit. Es gibt Patienten, bei denen treten diese Erscheinungen z.B. nur im sogenannten Kniescheibengelenk auf, bei anderen hingegen nur an der Innen- oder nur an der Außenseite des Knies. Welcher Teil des Gelenks auch immer betroffen sein mag, wesentliche Gelenkgeräusche, vor allem wenn sie mit Überwärmung und Schwellungen einhergehen, sind immer ernste Zeichen für eine entstehende oder gar schon vorhandene Arthrose. Dies ist der Punkt, an dem Sie einen Arzt konsultieren sollten.

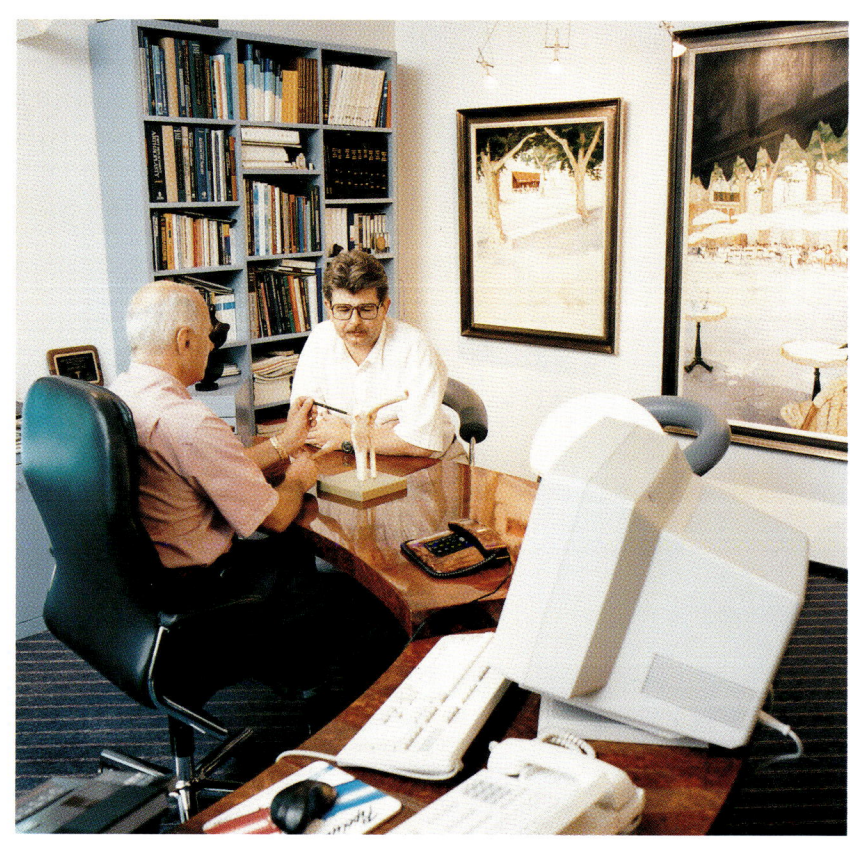

4) Auch im High-Tech-Zeitalter ist das Gespräch zwischen Arzt und Patient nicht wegzudenken. Nur im direkten Gespräch kann sich der Arzt ein genaues Bild über die zu treffenden Maßnahmen machen.

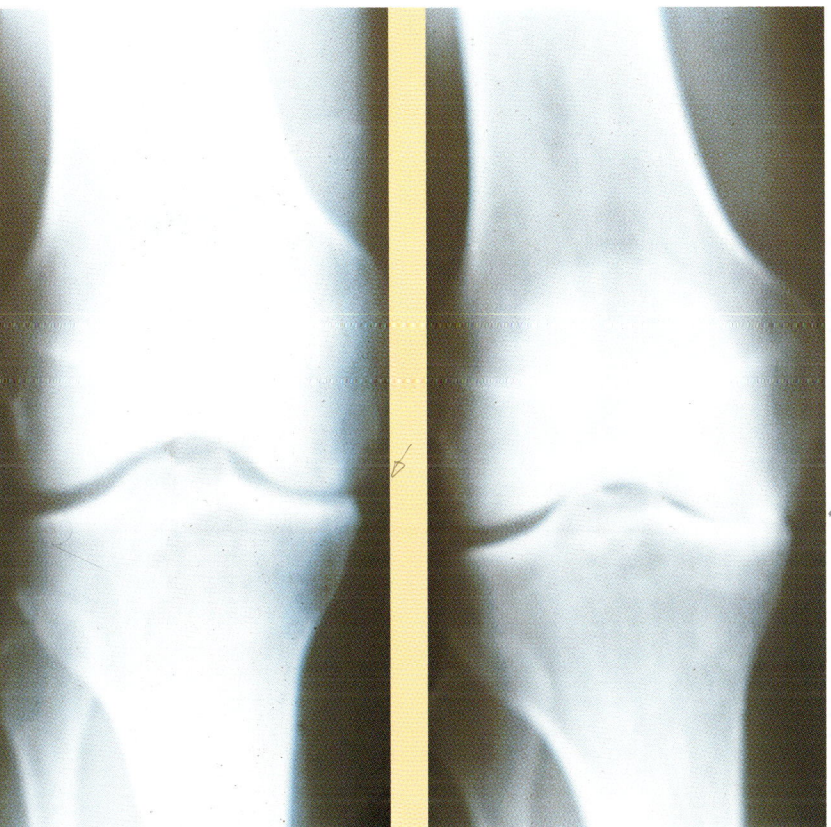

5a

5b

5a) Röntgenauf-
nahme eines rech-
ten Kniegelenks im
Liegen: Gelenk-
spalt innen (rechts)
sieht fast normal
aus.
5b) Röntgenauf-
nahme des glei-
chen Kniegelenks
im Einbeinstand:
Der vorher vorhan-
den geglaubte
Gelenkspalt ist ver-
schwunden!

WIE WIRD DIE DIAGNOSE GESTELLT?

Nachdem Sie den vorangegangenen Abschnitt gelesen haben, werden Sie vielleicht Ihre eigene Diagnose schon selbst gestellt haben. Jetzt kommt es nur noch darauf an, entweder die Bestätigung zu bekommen oder die Beruhigung zu erhalten, daß Sie doch keine Arthrose haben.

Ein ganz wichtiger Schritt zur Diagnose ist zunächst einmal das Gespräch zwischen Arzt und Patient (Abb. 4). In diesem Gespräch (Erhebung der Anamnese) macht sich der Arzt zunächst ein Bild von der Situation und stellt dem Patienten ganz bestimmte Fragen. Auf ein solches eingehendes Gespräch – und dies

mag viele erstaunen – kann auch im High-Tech-Zeitalter nicht verzichtet werden. Die richtige Einordnung der dann später unter Einsatz von viel Technologie erhobenen Befunde gelingt nur, wenn man über die Lebensumstände und die Symptome des jeweiligen Patienten ein genaues Bild hat. Andererseits darf der Wert dieser »sprechenden Medizin« nicht überschätzt werden! Natürlich müssen hier weitere Untersuchungsverfahren eingesetzt werden, nicht nur, um die Diagnose zu stellen, sondern vor allem, um eine sinnvolle Therapie planen zu können.

Zur Ermittlung der Achsverhältnisse des Beines sind Röntgenaufnahmen wichtig, vor allem im Einbeinstand (Abb. 5a+b), um die

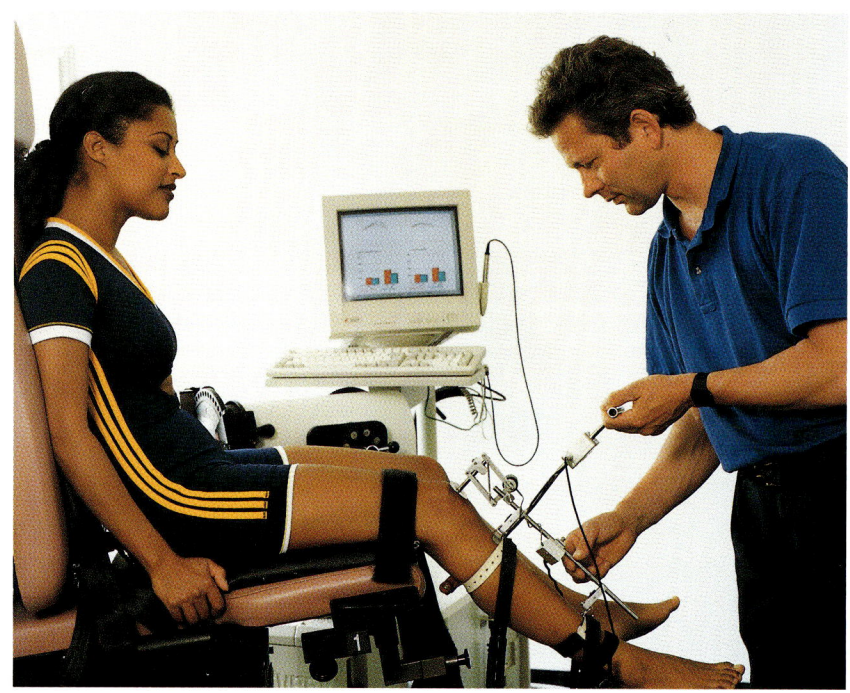

6) In der Kreuzbanddiagnostik stellt die elektronische Band-Stabilitätsmessung sowohl eine objektive Entscheidungshilfe für die Operation, aber auch ein wertvolles Mittel der Verlaufskontrolle dar

7) Mit dem isokinetischen Krafttest lassen sich Leistungsdefizite dokumentieren, deren sich der Patient selbst nicht bewußt ist

tatsächlichen Belastungsverhältnisse zu dokumentieren. Was die Bandverhältnisse, d.h. die Stabilitätssituation, betrifft, so erhält man bereits durch die Untersuchung per Hand einen sehr guten Überblick. Eine genauere Erfassung ist mit elektronischen Kniebandstabilitätstests (Abb. 6) möglich, die auch für spätere Verlaufskontrollen des Ergebnisses eine gewisse Bedeutung haben. Die tatsächliche Leistungsfähigkeit des Beines wird durch sogenannte isokinetische Krafttestungen (Abb. 7) ermittelt, wodurch die anderen Befunde hinsichtlich ihrer tatsächlichen Bedeutung für den Patienten leichter und besser einzuordnen sind.

Für die Arthrosediagnostik heute unverzichtbar ist die sogenannte Kernspintomographie (Abb. 8), auch Magnetresonanztomographie genannt. Wegen mangelnder Ressourcen für das Gesundheitswesen fehlt

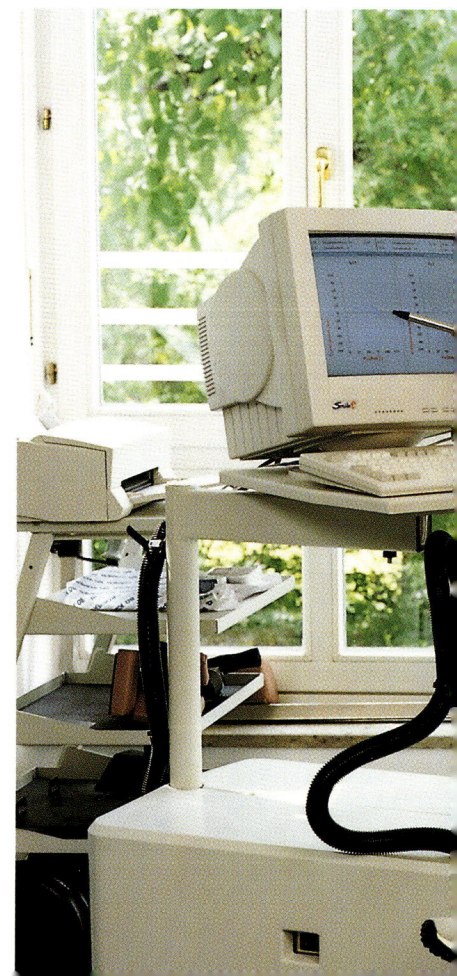

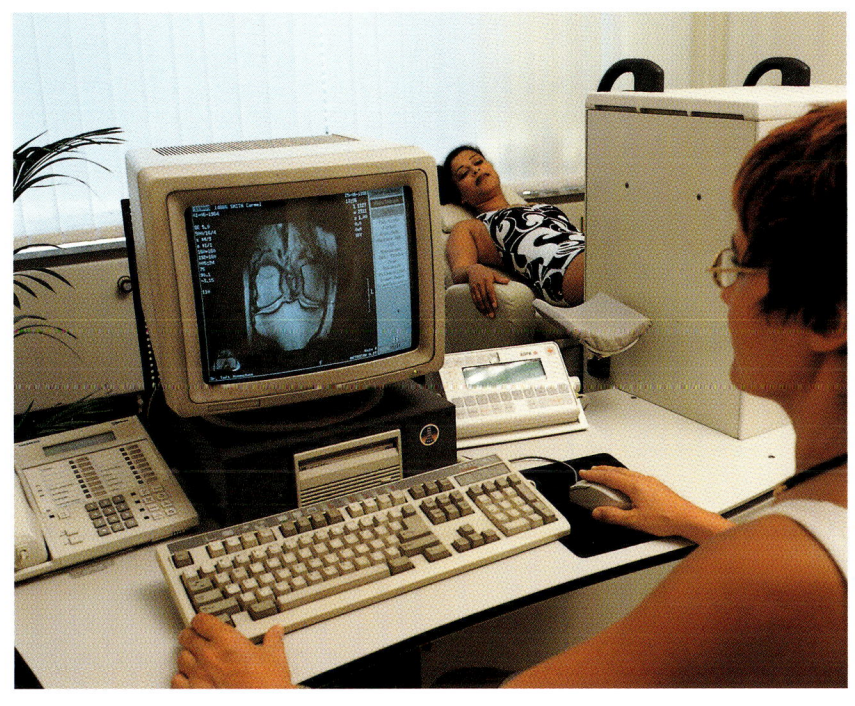

8) Mit den modernen Kernspingeräten ist es heute nicht mehr notwendig, den Patienten vollständig »in die Röhre« zu schieben, was bei vielen Patienten Angstzustände hervorgerufen hat. Nur noch das zu untersuchende Bein kommt in den Magneten, was natürlich wesentlich angenehmer ist

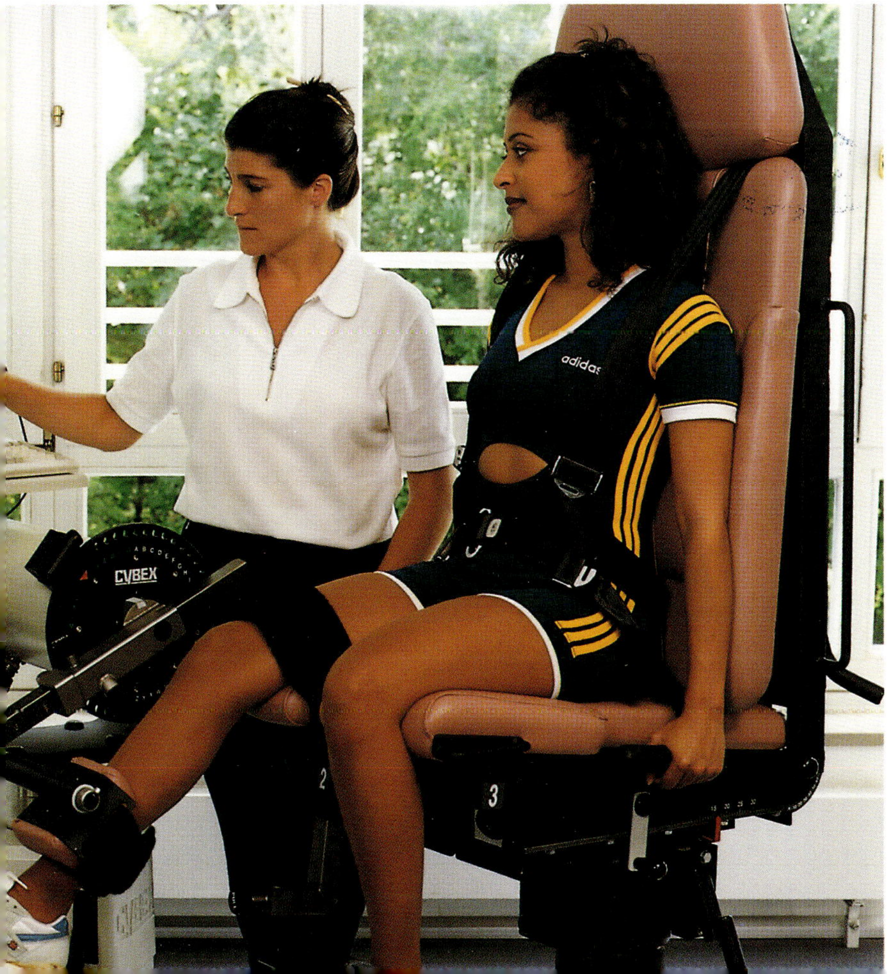

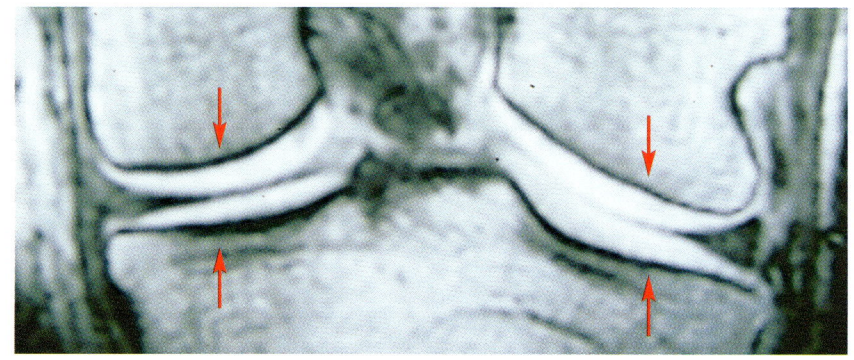

9) Gegenüber der Röntgenaufnahme werden im Kernspintomogramm auch die Knorpelbeläge sichtbar, was für die Arthrosediagnostik unerläßlich ist!

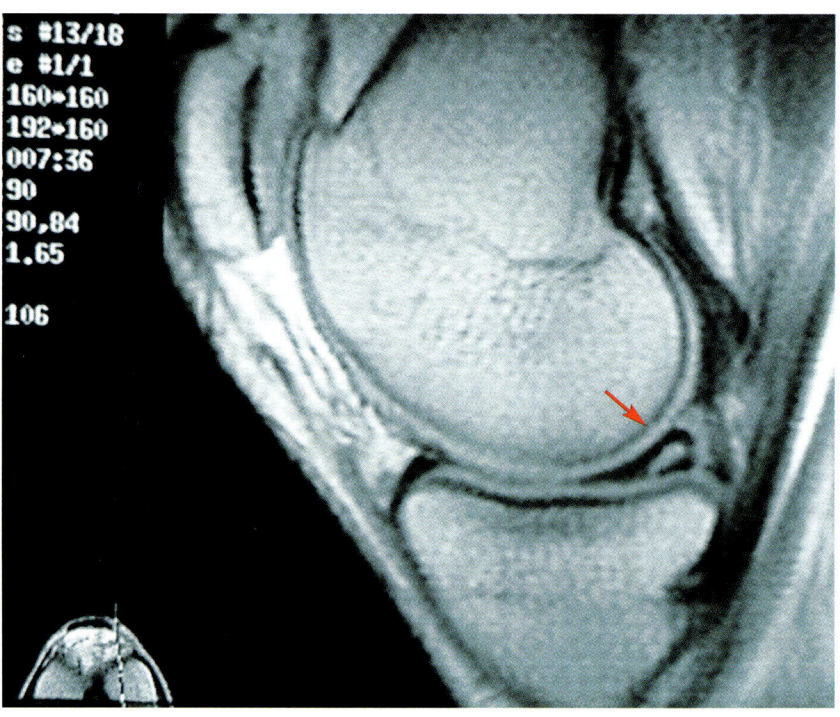

10) Auch für die Meniskusdiagnostik, vor allem aber für die Frage, ob man operieren muß oder nicht, spielt das Kernspintomogramm eine entscheidende Rolle

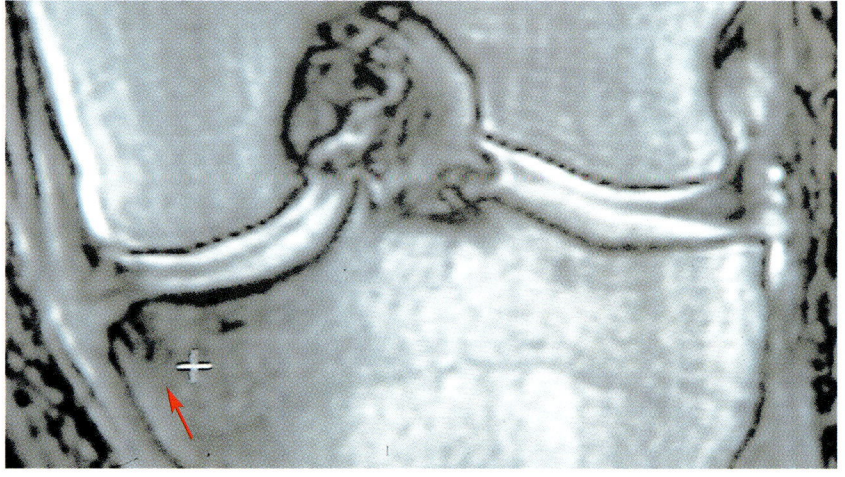

11) Bei vielen Patienten rühren die Schmerzen nicht von den Gelenkoberflächen her, sondern vom Knochen. Derartige Veränderungen entgehen ebenfalls der Röntgendiagnostik

es nicht an Versuchen, den Wert der Kernspintomographie immer wieder herunterzuspielen. Zwar kann man bei vielen Fragestellungen möglicherweise auf diese Methode verzichten, aber bei der Arthrosediagnostik ganz sicher nicht! Erst die Kernspintomographie wird ein realistisches Bild sowohl der Knorpelbeläge (Abb. 9) als auch der Menisken (Abb. 10) und der Knochenstruktur (Abb. 11) ergeben.

Ganz besonders wichtig wird die Kernspintomographie bei der Planung operativer Eingriffe. In der modernen Arthrose-Chirurgie ist die Kernspintomographie sowohl aus der Planungsphase als auch aus den notwendigen Kontrollen nach einer Operation eigentlich nicht mehr wegzudenken.

Einen hundertprozentigen Einblick ins Knie bietet die Arthroskopie. Durch zwei kleine, durchstochene Punkte am Knie wird mit einer Kamera und einer Sonde das Gelenk betrachtet, abgetastet und somit gründlichst untersucht. Von vielen Ärzten wird deshalb die Arthroskopie (Abb. 12+13) für das wichtigste Instrument in der Diagnosestellung der Arthrose gehalten. Zwar

12) Die Arthroskopie hat für die Diagnose an Bedeutung verloren. Aber wenn es darum geht, Strukturen unter Sicht mit einer Tastsonde zu betasten oder oberflächliche Knorpelschäden zu untersuchen, ist sie nach wie vor wichtig

13) Neben der Expertise des Operateurs spielt die technische Ausstattung eine große Rolle für den Gesamterfolg. Ungeschnittene Online-Videoaufzeichnungen für den Patienten sorgen für ein Höchstmaß an Transparenz

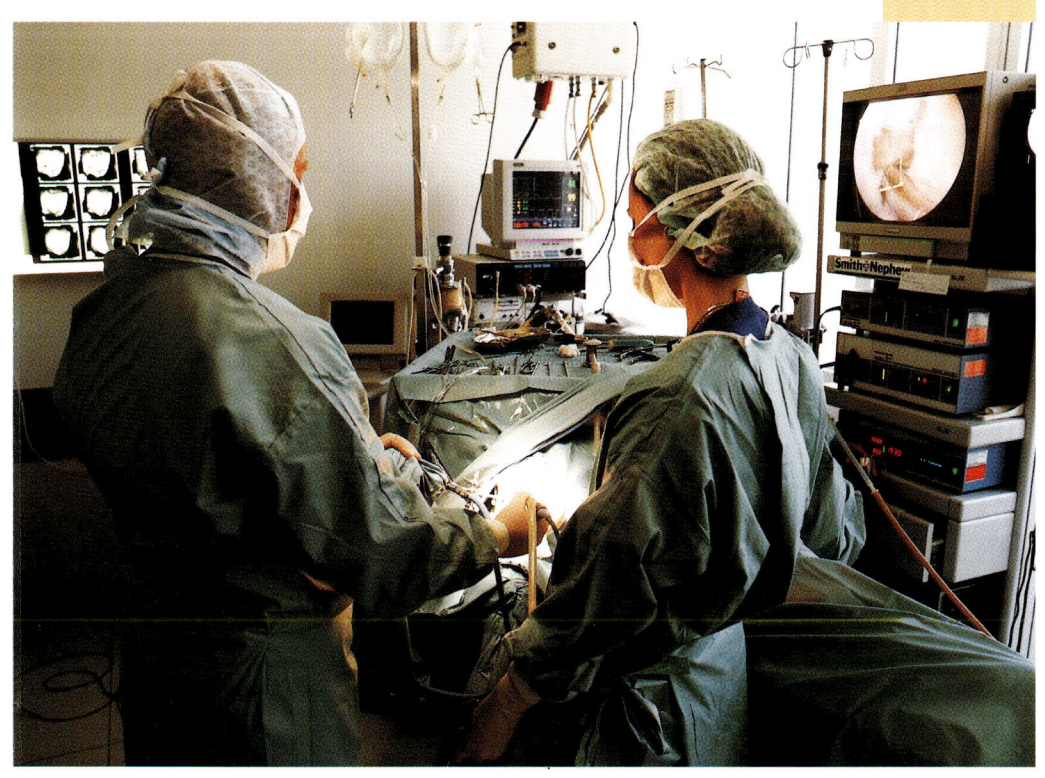

läßt sich diese Meinung heute bei der Verfeinerung der kernspintomographischen Techniken nicht mehr ganz aufrecht erhalten, aber ich als einer der Pioniere der Arthroskopie und der arthroskopischen Chirurgie in Deutschland weiß, daß diese Methode, auch wenn sie in den letzten fünf Jahren in der Diagnostik deutlich an Bedeutung verloren hat, für die moderne Arthrose-Chirurgie nach wie vor die unbestrittene »Nummer Eins« ist!

KÖNNEN KNORPEL-SCHÄDEN HEILEN?

Die allgemeine Lehrmeinung, die sich offensichtlich auch schon bis zu den Patienten herumgesprochen hat, ist die, daß Knorpelschäden nicht heilbar seien. Diese Ansichten werden im übrigen auch in internationalen – sogar in renommiertesten – Publikationen bis zum heutigen Tag vertreten. **Aber zum Glück ist diese Auffassung nicht richtig!** Richtig ist nur, daß Knorpel nicht mit seinem Originalgewebe, d.h. mit einem sog. hyalinem (glasigen) Knorpel heilen kann, sondern lediglich mit Knorpelnarben. Nun weiß aber jeder, daß auch eine Hautwunde nicht wirklich mit dem Originalgewebe heilt und daß man den Unterschied zwischen der Hautnarbe und der sie umgebenden Haut ein Leben lang sehen wird. Und um etwas ganz ähnliches handelt es sich auch bei der Knorpelheilung.

Daß derartige Knorpelheilungen zunächst nicht beobachtet wurden, hat verschiedene Gründe:

Während man in der offenen Gelenkchirurgie keine Möglichkeit hatte, nach operativen Eingriffen die Knorpeloberflächen zu kontrollieren, ließ man sich in den Anfängen der arthroskopischen Chirurgie durch vordergründige Vorteile vom Wesentlichen ablenken. Man war zunächst der Verlockung verfallen, zu glauben, ein Verfahren gefunden zu haben, mit dem alles ganz schnell gehen würde. Kein Krankenhaus mehr, kein Gips mehr, keine Krücken mehr – das waren die großen Verkaufsschlager.

Unter dieser Flagge nimmt es nicht Wunder, daß man die Knorpelheilung nicht beobachten konnte.

Ich selbst bin auch nur durch Zufall auf dieses Phänomen gestoßen. Eines Tages kam ein Chirurg zur Hospitation zu mir in den Operationssaal. An diesem Tage hatte ich einen Patienten zu einer vorderen Kreuzbandoperation, den ich etwa ein halbes Jahr zuvor mit einer sog. arthroskopischen Gelenktoilette behandelt hatte.

Zu Beginn der arthroskopischen Operation schauten wir alle auf den Videomonitor und sahen an der inneren Oberschenkelgleitrolle des Patienten einen Bezirk mit einer wunderschön aussehenden, faserknorpeligen Reparation. Mit einem gewissen Stolz wies ich den Besucher auf diesen Befund hin und meinte, daß dies wieder ein gutes Beispiel für eine gelungene Abrasion (Knochenauffräsung) sei. Der Chirurg zeigte sich sichtlich beeindruckt, und wünschte dann, den anläßlich der ersten Operation gedrehten Videofilm anzuschauen. Nach der Operation gingen wir zusammen in das Videostudio, legten den Film von der ersten Operation ein und – siehe da!: Es war damals gar keine Abrasion durchgeführt worden. Ich hatte einen Knorpelschaden an der inneren Oberschenkelgleitrolle lediglich einem sogenannten »Shaving« (Rasur) unterzogen und war nun selbst höchst erstaunt festzustellen, daß sich durch eine solche Behandlung ein derartig gutes Ersatzgewebe gebildet hatte.

Bis zu diesem Zeitpunkt herrschte die Meinung vor, daß das Shaving im wesentlichen nur der Beseitigung von potentiell störenden Knorpelfransen diene. Viele vertraten und vertreten sogar die Auffassung, daß das Shaving nicht nur »nichts bringe«, sondern sogar schädlich sei. Meine Beobachtung, die jetzt etwa 6 Jahre zurückliegt, veranlaßte mich, diesem Phänomen auf die Spur zu kommen. Ich hatte bei vielen Patienten, die eine arthroskopische Gelenktoilette nicht gleichzeitig mit einer weiteren Operation wie z.B. Kreuzbandersatz oder Achsbegradigung durchführen lassen wollten, die Gelegenheit, derartig behandelte Flächen immer wieder zu beobachten.

So konnte ich hinsichtlich der Operationstechnik, aber auch der dafür geeigneten Nachbehandlung ein Konzept ausarbeiten, mit welchem die Knorpelheilung zu einem Standardverfahren entwickelt werden konnte: Den Vorgang der Knorpelheilung muß man sich wie eine Art innerer Verschorfung vorstellen. Der Unterschied zur Hautverschorfung besteht darin, daß der »Blutku-

chen«, der sich auf der rasierten Knorpelfläche festsetzt, nicht dem Luftsauerstoff ausgesetzt ist und deswegen nicht braun, sondern weiß wird. Er wird später auch nicht abgestoßen, und zwar deshalb nicht, weil im Gegensatz zur Haut der darunterliegende Knorpel nicht nachwächst. Mit dem Shaving kann man also die »Schlaglöcher« in einem Knorpelbelag auf sehr elegante Weise wieder schließen. Voraussetzung dafür ist natürlich die Einhaltung ganz bestimmter Spielregeln seitens des Patienten, vor allem was die Länge der Entlastungszeit angeht. Hierauf werde ich später noch genauer eingehen. Entscheidend festzuhalten ist zunächst, daß man Knorpel entgegen aller Unkenrufe tatsächlich heilen kann.

Es ist erstaunlich, daß es so lange gedauert hat, dieses Phänomen der Natur abzuschauen, zumal bei der Heilung von Meniskusschnitträndern derartige »Anbauphänomene« bereits seit langem bekannt waren. Aber niemand glaubte, daß dies auch bei beschädigten Knorpeloberflächen funktionieren könnte.

Kann man Knorpel ersetzen?

Aus der Presse haben Sie sicher auch von neueren Techniken erfahren, mit denen man verlorengegangene Knorpelflächen wieder ersetzen kann.

Hierfür sind zwei Verfahren gegenwärtig von besonderem Interesse:

1. Die Knorpelzelltransplantation
  (Abb. 14)

Hierbei handelt es sich um ein Verfahren, bei welchem man dem Patienten zuerst auf arthroskopischem Wege kleine Knorpelspäne entnimmt, die dann in ein Speziallabor geschickt werden, in dem sie entsprechend aufbereitet werden. Durch eine spezielle Methode werden die in den Knorpelspänen enthaltenen Knorpelzellen isoliert und dann in einem Vervielfältigungsverfahren ähnlich einer Bebrütung multipliziert (vervielfältigt). Der Faktor der Multiplikation liegt dabei im Bereich von einigen Millionen. Diese vervielfältigten, lebenden Knorpelzellen werden in einer bestimmten Aufschwemmung an den Operateur zurückgeschickt, der dann in einem zweiten Eingriff – gegenwärtig allerdings nur als Schnittoperation möglich – diese Knorpelzellen dem Patienten einpflanzt, damit sie die »Produktion« von neuem Gelenkknorpel ankurbeln können. Um zu verhindern, daß diese Knorpelzellaufschwemmung »wegschwimmt«, muß der behandelte Bezirk mit einem Knochenhautlappen abgedeckt werden, wodurch quasi ein »Brutkasten« für die Knorpelproduktion entsteht. Dieses in Schweden entwickelte Ver-

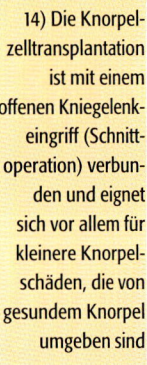

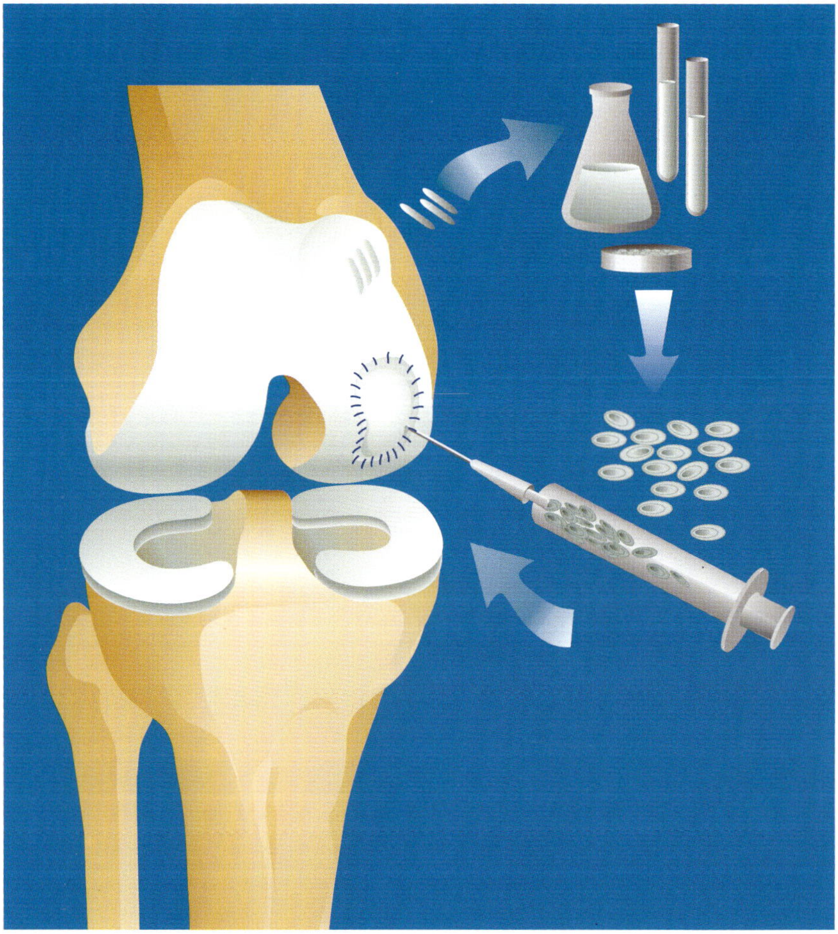

14) Die Knorpelzelltransplantation ist mit einem offenen Kniegelenkeingriff (Schnittoperation) verbunden und eignet sich vor allem für kleinere Knorpelschäden, die von gesundem Knorpel umgeben sind

fahren ist für die Schließung von umschriebenen Knorpelschäden bei sonst gesundem Knorpel zweckmäßig, die eine Größe von 4 cm² nicht überschreiten sollten. Für geschädigte Knorpelflächen jedoch, wie sie bei Arthrosen bestehen, ist dieses Verfahren nicht geeignet!

2. Die Knorpel-Knochen- Transplantation (Abb. 15)

Bei diesem Verfahren werden Knorpel-Knochen-Zylinder aus Teilen des Gelenks, in denen der Gelenkknorpel nicht so dringend benötigt wird, entnommen, um Knorpelschäden in den Hauptbelastungszonen zu behandeln. Es erfolgt ein Austausch der Zylinder quasi nach dem Motto: »die guten ins Töpfchen, die schlechten ins Kröpfchen«. Denjenigen unter Ihnen, die sich an das entsprechende Märchen nicht mehr erinnern können, sei hier erklärt, daß aus dem Schadensbezirk Stanzzylinder entnommen werden, die dann zur Füllung der »Löcher« dienen, die in den Entnahmebezirken entstehen, aus denen die »guten« Zylinder stammen, die dann ihrerseits in den geschädigten Bereich eingepflanzt werden. Der Vorteil dieser Methode besteht darin, daß nicht nur der gesunde Gelenkknorpel, sondern auch der dazugehörige Knochen verpflanzt wird.

Die Einheilung der Knochenzylinder ist dabei relativ unproblematisch und auch das Überleben des verpflanzten Knorpels ist gesichert. Allerdings ist auch hier festzustellen, daß für Arth-

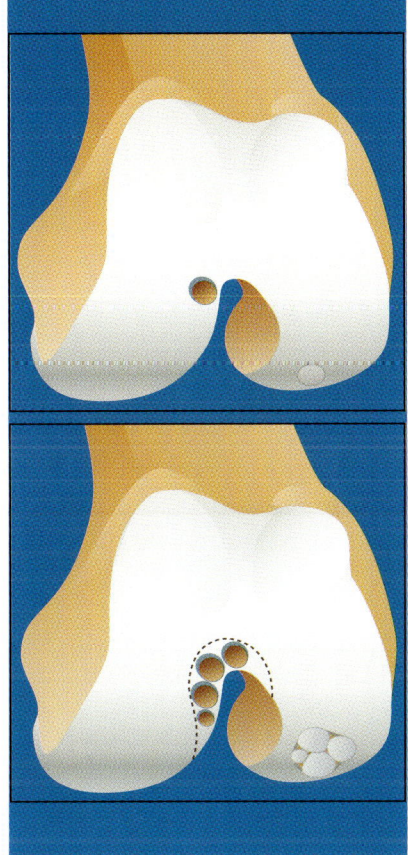

15) Die Transplantation von Knorpel-Knochen-Zylindern eignet sich für kleine Schäden, bei denen aufgrund des Krankheitsbildes auch gesunder Knochen mit verpflanzt werden soll

rosen dieses Verfahren, genau wie die Knorpel-Zell-Transplantation, ebenfalls ungeeignet ist!

Nachdem wir nun das Problem des eigentlichen Knorpelersatzes für den Arthrotiker mit den bisher vorgestellten Methoden leider nicht lösen konnten, sollten wir uns nun Verfahren zuwenden, die zwar den Knorpel im eigentlichen Sinne nicht ersetzen, aber dennoch in der Lage sind, Ersatzgewebe zu produzieren, die die Funktion des verlorengegangenen Gelenkknorpels recht gut übernehmen können. Hier betreten wir die

16) Mit der Abrasion kahler Knochenflächen wird der Körper angeregt, Ersatzknorpel zu bilden, die den verlorengegangenen Gelenkknorpel ersetzen

DIESES VERFAHREN,
ABRASIONS-
ARTHROPLASTIK
(NEUFORMUNG
DER GELENK-
FLÄCHEN DURCH
KNOCHENAUFFRÄ-
SUNG) GENANNT,
STELLT EINE REVO-
LUTION IN DER
GESCHICHTE DER
GELENKCHIRURGIE
DAR

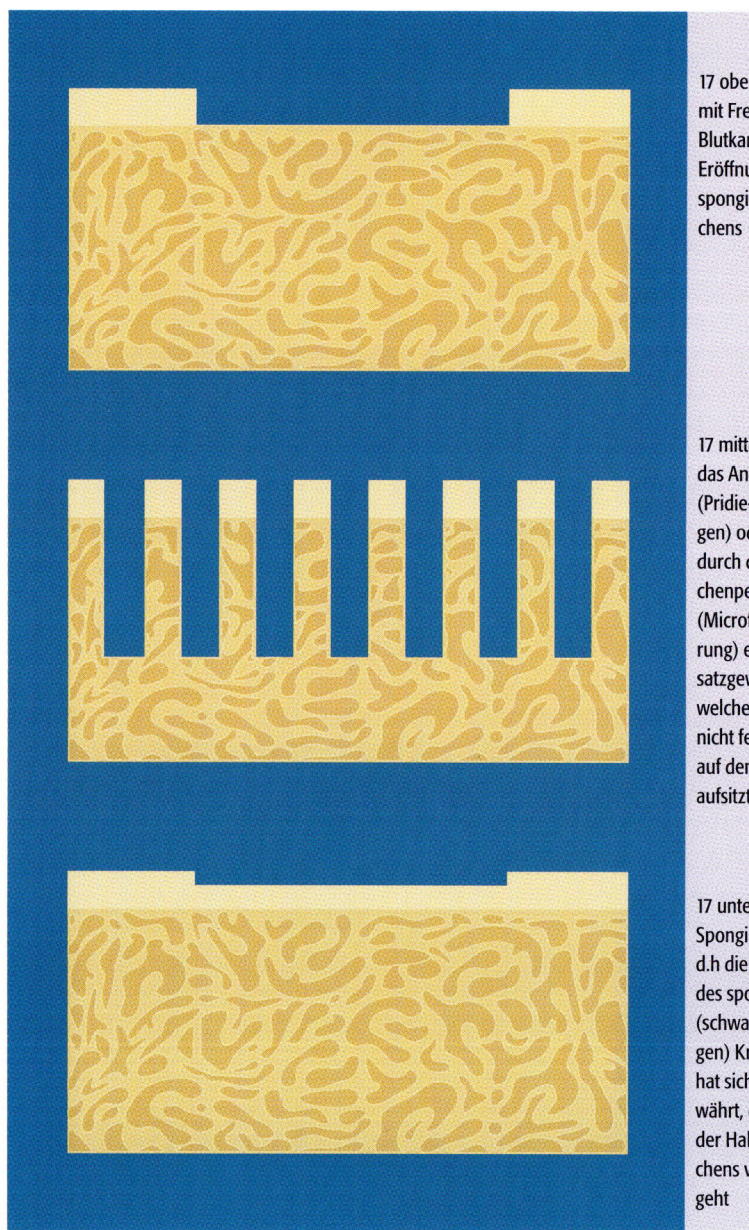

17 oben) Abrasion mit Freilegen der Blutkanäle, ohne Eröffnung des spongiösen Knochens

17 mitte) Durch das Anbohren (Pridie-Bohrungen) oder auch durch die Knochenperforation (Microfrakturierung) entsteht Ersatzgewebe, welches jedoch nicht fest genug auf dem Knochen aufsitzt.

17 unten) Die Spongialisation, d.h die Freilegung des spongiösen (schwammartigen) Knochens hat sich nicht bewährt, da hiermit der Halt des Knochens verloren geht

Domäne der sog. Abrasion (Knochenauffräsung, Abb. 16 + 17 oben), die eine Weiterentwicklung früherer Verfahren wie z.B. Pridie-Bohrungen (Knochenanbohrung, Abb. 17 mitte) oder Spongialisation (Knochenfreilegung, Abb. 17 unten) ist, sich aber als erfolgreicher als diese erwiesen hat.

KANN MAN ARTHROSE DOCH HEILEN?

Das Konzept, auf bereits kahlen Knochenflächen wieder einen Ersatzknorpel entstehen zu lassen, stammt von Dr. Lanny Johnson von der Universität Michigan in Lansing, der Hauptstadt des US Bundesstaates Michigan. Dabei verdankt die arthroskopische Chirurgie Dr. Johnson nicht nur das Konzept selbst, sondern zugleich auch die Entwicklung der dazu notwendigen Operationsinstrumente.

Dieses Verfahren, Abrasionsarthroplastik (Neuformung der Gelenkflächen durch Knochenauffräsung) genannt, stellt eine Revolution in der Geschichte der Gelenkchirurgie dar. Wie bereits erwähnt, bestand zuvor – in Deutschland leider bis zum heutigen Tag – die Lehrmeinung, daß man verlorengegangene Knorpelflächen nicht ersetzen könne, und wenn doch, dann nur mit einem minderwertigen Gewebe, das ohnehin den Alltagsbelastungen nicht standhalten würde.

Als ich Anfang 1981 dieses Verfahren bei Dr. Johnson erlernte, war ich sofort begeistert und konnte mich anhand vieler Foto-, Video- und feingeweblich-mikroskopischer Kontrollen von der Richtigkeit des Konzepts überzeugen. 18 Jahre später bin ich von der Methode immer noch begeistert und blicke nunmehr auf über 4.000 derartige Abrasionen zurück, weshalb ich behaupten kann, mit der Abrasionsarthroplastik eine der wirksamsten Waffen gegen die Kniearthrose in der Hand zu haben.

Leider konnte sich Dr. Johnson mit dem Konzept der Abrasion auch in dem sonst so aufgeschlossenen Amerika nicht recht durchsetzen. Zum einen bekämpfte ihn die »orthopädische Orthodoxie«, die wohl auf die sensationellen Erfolge von Dr. Johnson etwas neidisch war, zum anderen hielt man seine Methode, die eine mehrmonatige Entlastung des Gelenks voraussetzt, für ein »unverkäufliches Produkt« auf dem schnellebigen, amerikanischen Markt. Dort waren Lösungen wie das künstliche Kniegelenk (Endoprothese) natürlich wesentlich besser an den Mann zu bringen, da hier die Schmerzbefreiung mehr oder weniger von Anfang an gegeben ist und auch keine längeren Entlastungszeiten eingehalten werden müssen.

Auf der anderen Seite kann man mit einem künstlichen Kniegelenk sportliche Belastungen wie Skilaufen, Tennisspielen, Fußball oder Basketball für den Rest seines Lebens abschreiben, was natürlich dem Patienten so nicht vermittelt wird.

Also kann bei der Endoprothese auch nicht von einer Heilung der Arthrose gesprochen werden, sondern im Grunde genommen handelt es sich hierbei vielmehr um eine Art Kapitulationserklärung vor der Arthrose.

Demgegenüber ist es durchaus gerechtfertigt, bei einer entsprechend professionell durchgeführten Abrasion von einer weitgehenden Heilung der Arthrose zu sprechen, da die Gelenkfunktion fast vollständig normalisiert und die Belastbarkeit des Gelenks, auch für sportliche Bedürfnisse, weitgehend wiederhergestellt wird.

Ganz besonders interessant sind diese Möglichkeiten für Patienten zwischen 40 und 65 Jahren, die aufgrund früherer Sportverletzungen am Meniskus operiert wurden oder möglicherweise auch unbehandelte Bandschäden verschleppt haben, und jetzt an schweren Arthrosen leiden, aber für eine Endoprothese (künstliches Kniegelenk) noch viel

DER BEREITS
ANGESPROCHENE
GROSSE VORTEIL
DER BIOPROTHESE
GEGENÜBER DER
ENDOPROTHESE IST
DER, DASS MIT IHR
AUCH SPORTLICHE
BELASTUNGEN WIE-
DER MÖGLICH SIND

zu jung sind. Für diesen Patientenkreis eröffnet die Abrasionsarthroplastik die Möglichkeit, zu einem aktiven sportlichen Leben zurückkehren zu können. Wenn ich in diesem Zusammenhang diese Altersgruppe anspreche, bedeutet das natürlich nicht, daß die Abrasion nicht auch bei älteren Patienten erfolgreich durchgeführt werden kann.

So erinnere ich mich an Patienten, die nach derartigen Operationen auch im Alter von 90 Jahren wieder Skilaufen konnten.

Man muß sich überdies immer vor Augen halten, daß einem die Möglichkeit der Kniegelenksprothese ohnehin nicht davonläuft, denn durch die Abrasionsarthroplastik wird hierfür überhaupt nichts verbaut!

WAS IST EINE BIOPROTHESE?

Unter einer Bioprothese versteht man das Produkt einer Abrasionsarthroplastik, d.h. die Gesamtheit der neu entstandenen »Laufflächen« aus Ersatzknorpel (Faserknorpel) in einem Gelenk. Der Begriff Prothese wird deshalb verwendet, da es diese Laufflächen zuvor nicht gab, denn der Knochen lag ja bereits frei.

Der Unterschied zur Endoprothese, also dem künstlichen Kniegelenk, besteht darin, daß die Bioprothese vom Körper selbst produziert wird, demnach nichts Künstliches ist (daher »Bio«-Prothese, Abb. 18).

Bis zur Ausbildung einer solchen Bioprothese vergehen ca. 3 Monate. Während dieser Zeit darf das Gelenk unter Benutzung von 2 Stockstützen (Unterarmkrücken) nur minimal belastet werden. Die neuen Knorpelflächen werden aus Blutauflagen gebildet, die später fest am aufgefrästen Knochen aufsitzen und ca. 3 mm dick werden. Das Gewebe besteht aus Faserknorpel, der sich im Laufe der Jahre in eine Substanz umwandelt, die dem Originalknorpel, auch in der feingeweblichen Betrachtung unter dem Mikroskop, immer ähnlicher wird.

Wie schon erwähnt, ist für die Frage, ob derartige Gewebe wachsen oder nicht, das Alter des Patienten unerheblich! Ebenfalls unerheblich ist die Größe der betroffenen Flächen. Ausschlaggebend hingegen ist aber, daß gleichzeitig störende mechanische Faktoren wie Achsfehlstellungen des Beines oder Bandinstabilitäten beseitigt werden und daß der Patient bestimmte Verhaltenshinweise nach dem operativen Eingriff befolgt.

Der bereits angesprochene große Vorteil der Bioprothese gegenüber der Endoprothese ist der, daß mit ihr auch sportliche Belastungen wieder möglich sind, was gerade für die Altersgruppe zwischen 40 und 65 – heute aber auch zunehmend für ältere Menschen – immer wichtiger wird.

SIND O- ODER X-BEINE NUR EIN KOSMETISCHES PROBLEM?

Aus den Gesprächen mit meinen Patienten gewinne ich immer wieder den Eindruck, daß sowohl bei Patienten als auch bei vielen Ärzten die Meinung vorherrscht, daß O- bzw. X-Beine hauptsächlich ein

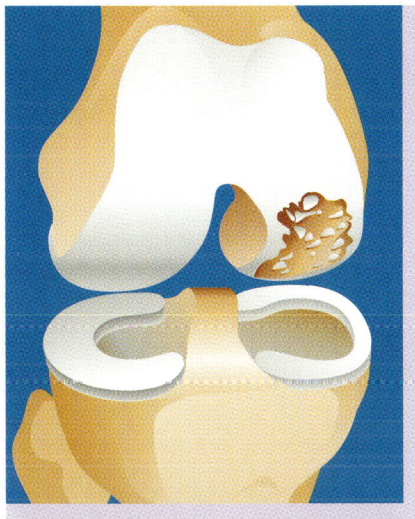
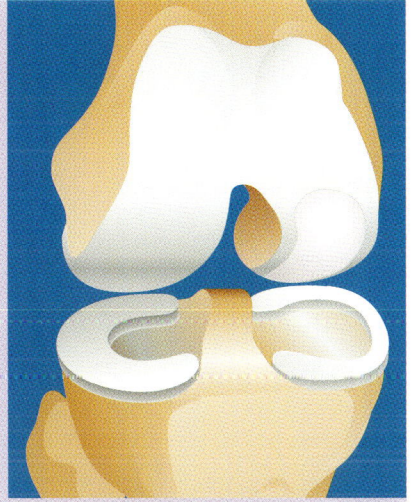
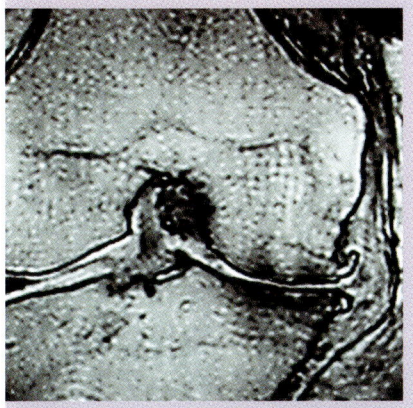
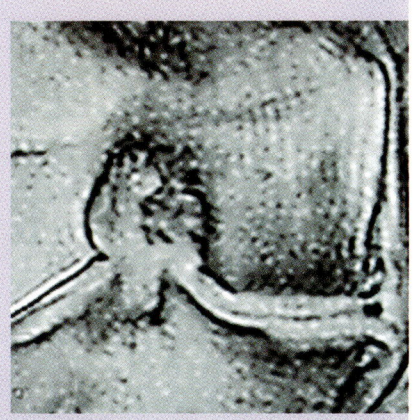
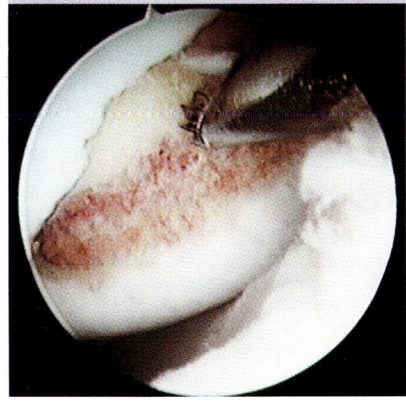
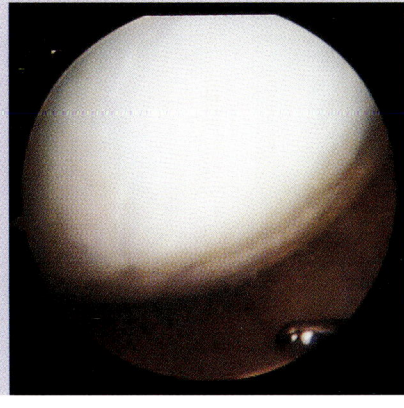

18) Wie auf der **linken** Seite in Graphik, Kernspintomogramm und Arthroskopiebild erkennbar, besteht ein vollständiger Verlust von Gelenkknorpel bis auf den Knochen.
Die **rechten** Bilder zeigen den Zustand nach Abschluß der Ersatzknorpelbildung, wobei die Kernspintomographie und das arthroskopische Bild beweisen, daß es sich hier nicht nur um ein theoretisches Konzept handelt, wie man bei der Betrachtung der Graphiken allein glauben könnte

kosmetisches Problem darstellen. Diese Auffassung ist natürlich nicht richtig!

Ähnlich einem nicht exakt in der Spur laufenden Autorad, bei welchem sich das Reifenprofil einseitig abreibt, führt auch eine Achsfehlstellung des Kniegelenks im Laufe der Jahre und Jahrzehnte zu einem einseitigen Gelenkverschleiß.

Während man noch in den 60er und 70er Jahren diesem Umstand

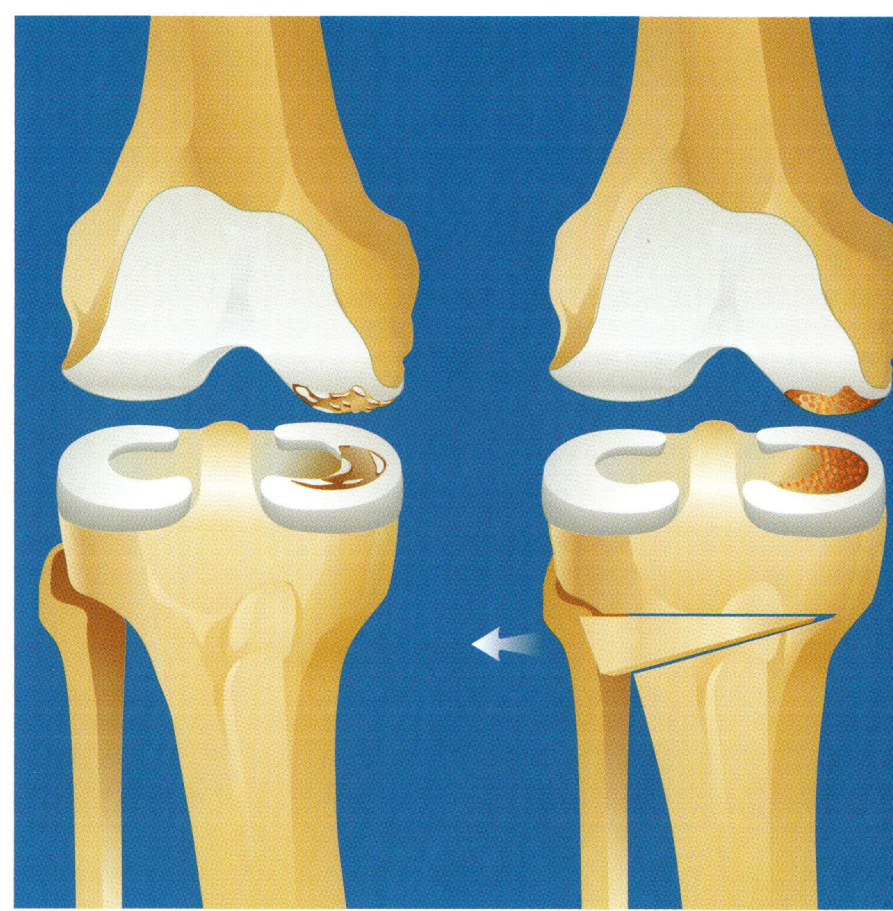

größere Bedeutung beimaß, hat sich mit Zunahme der Haftpflichtprozesse und Kunstfehleranschuldigungen eine gewisse Lethargie bei den Ärzten breit gemacht. Es handelt sich bei einer Korrektur der Beinachse (Umstellungsosteotomie) schließlich um etwas größere Eingriffe, bei denen auch bestimmte Komplikationen auftreten können. Deshalb raten Ärzte heute jüngeren Patienten, vor allem wenn sie (noch) keine Beschwerden haben, von einem derartigen Korrektureingriff eher ab, nach dem Motto: »Die möglichen Komplikationen habe ich gleich am Hals, die schädlichen Gesundheitsfolgen für den Patienten aber werden erst nach Jahr-

zehnten sichtbar«. In einem solchen Entscheidungsdilemma entscheiden sich (leider) die meisten Ärzte für den (für sie) leichteren Weg.

Heutzutage wird die Achskorrektur des Beines im Sinne der sogenannten Umstellungsosteotomie (Abb. 19) oft erst dann durchgeführt, wenn »das Kind bereits in den Brunnen gefallen ist«. Ich denke, es ist an der Zeit, auch über den prophylaktischen (vorbeugenden) Aspekt der Achskorrektur des Beines wieder vermehrt nachzudenken. Klar ist jedenfalls, daß es sich hier keineswegs nur um ein kosmetisches, sondern um ein potentiell gravierendes Gesundheitsproblem handelt, ähn-

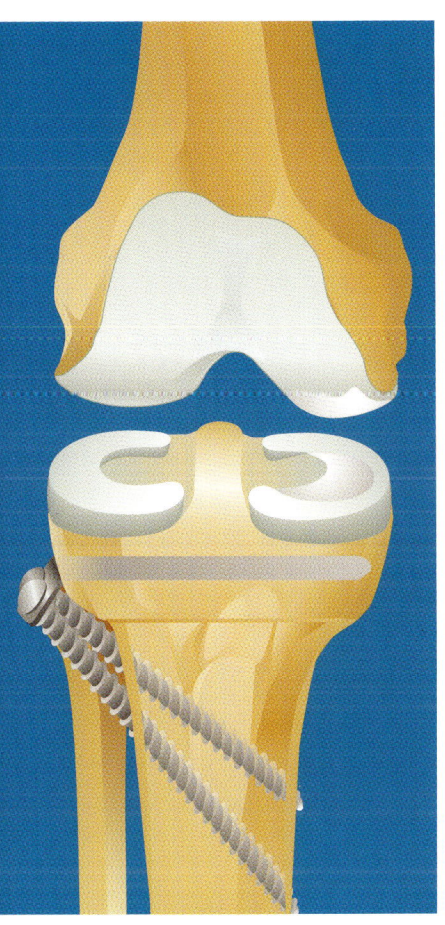

ruptur nicht oder zu spät gestellt, und der Betroffene treibt arg- und ahnungslos weiter Sport. Durch die immer wieder auftretenden Ausraster werden die Menisken, die Gelenkknorpel und die übrigen Bänder so geschädigt (Abb. 21), daß es zur Ausbildung einer Arthrose kommt. Vielen Patienten wird geraten, die Instabilität durch Muskeltraining zu kompensieren. Die Erfahrung zeigt jedoch, daß trotz intensiven Muskeltrainings keine zuverlässige Kontrolle des Gelenks erreicht werden kann. Bei nachlassender Konzentration und bei Ermüdungszuständen treten trotz optimalen Trainingszustands der Muskulatur immer wieder Ausrasterscheinungen zum Teil mit fatalen Konsequenzen auf. Daher gilt auch hier die Regel, ein solches Gelenk zum frühestmöglichen Zeitpunkt zu stabilisieren.

Die Befürchtung, daß durch eine Operation der Arthroseprozeß mög-

20) Arthroskopische Aufnahme eines vorderen Kreuzbandrisses

lich einer Zeitbombe, die immer vor sich hintickt und eines Tages hochgehen wird.

Soll man ein gerissenes Kreuzband nur beim jungen Menschen ersetzen?

Nach vorderen Kreuzbandrissen (Abb. 20) entwickelt sich oft eine sogenannte Rotationsinstabilität, wobei es immer wieder zu einem schmerzhaften »Ausrasten« des Gelenks kommt. Häufig wird die Diagnose einer vorderen Kreuzband-

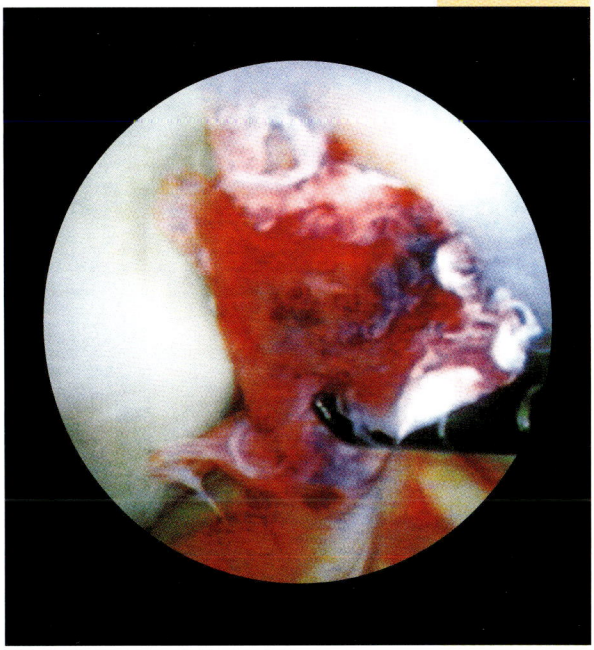

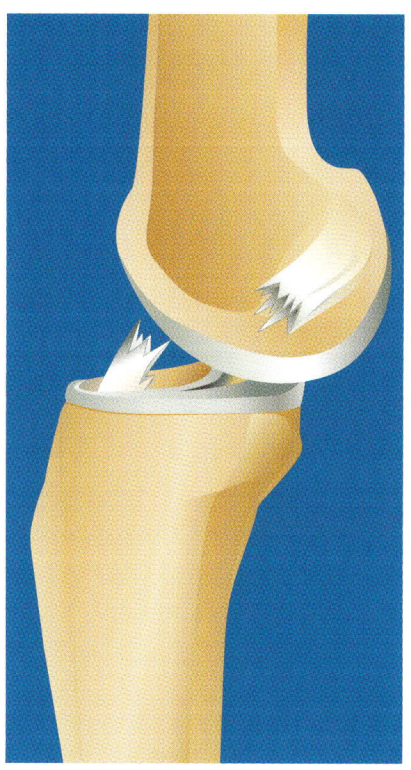
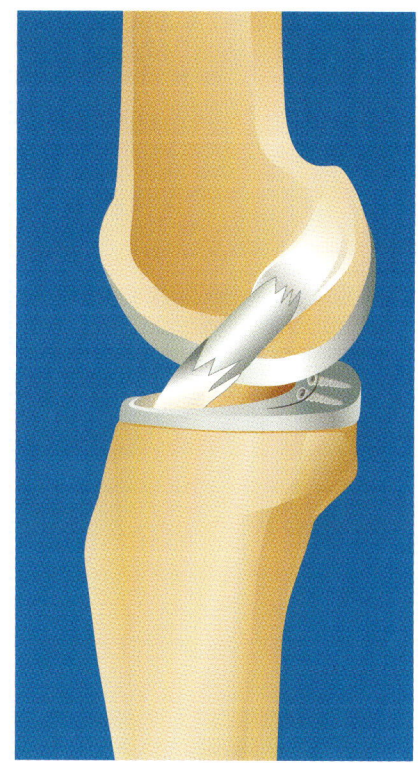

licherweise überhaupt erst in Gang gesetzt wird – bei einer konventionellen Kreuzbandoperation durchaus nicht immer abwegig – ist bei der arthroskopischen Operation jedoch völlig unbegründet. Durch den sehr schonenden Eingriff wird das Gelenk praktisch nicht geschädigt.

Vor diesem Hintergrund ist auch die Auffassung, daß man Patienten jenseits der 40 nicht mehr am vorderen Kreuzband operieren solle, heute barer Unsinn. Ich kann mich an Patienten erinnern, die hoch in den 70ern sich am vorderen Kreuzband operieren ließen, weil sie weiter Tennis spielen und Skilaufen wollten, und dies auch nach der Operation wieder taten!

Ebenso unsinnig ist übrigens auch die Meinung, daß man bei einem Arthroseknie keine vordere Kreuz-

bandoperation vornehmen solle. Denn gerade der Arthrotiker braucht ein stabiles Knie, um die Scheuerbewegungen und damit den Knorpelabrieb auf ein Minimum zu reduzieren. Selbstverständlich kann man bei einem Arthroseknie nicht irgendeine Kreuzbandoperation durchführen, sondern muß bei der Auswahl der Ersatzmaterialien der speziellen Situation des Arthrotikerknies Rechnung tragen! Leider fehlt es in Deutschland auch in der Kreuzbandchirurgie an einer entsprechenden Auffächerung des Angebots, um auch diesen Patientenkreis optimal versorgen zu können.

. Derartigen Patienten werden, wenn überhaupt, Ersatzoperationen unter Verwendung der Kniescheibensehne angeboten, was sich allerdings beim Arthrotiker verbietet.

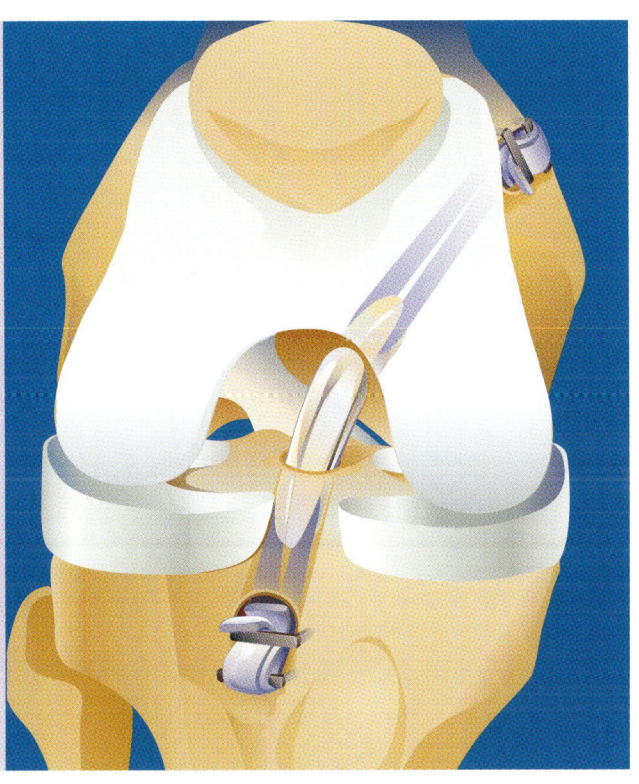

22) Die Semitendinosus-Sehne stellt für das Arthrose-Knie ein ausgezeichnetes Transplantat zum Kreuzbandersatz dar, da es praktisch genauso elastisch ist wie das natürliche vordere Kreuzband

Die Kniescheibensehne ist etwa doppelt so steif, d.h. halb so elastisch, wie das natürliche, vordere Kreuzband, was zwar ein normales Kniegelenk durchaus verträgt, ein Arthrotikerknie jedoch nie »verzeihen« wird.

In diesem Fall ist das geeignete Material die sogenannte Semitendinosussehne (Abb. 22), eine der Sehnen der Oberschenkelrückseite, die in einem minimalinvasiven Verfahren entnommen und eingesetzt wird. Als Alternative kann auch die Patellarsehne als Spendersehne (Gewebebank) benutzt werden, die ebenfalls nicht so steif ist wie die körpereigene Patellarsehne.

Die Wiederherstellung der Bandstabilität eines Kniegelenks ist, wie die Wiederherstellung einer korrekten Beinachse, eine wichtige Voraussetzung für den Erfolg einer arthro-skopischen Gelenktoilette mit dem Ziel der Bioprothese. Schließlich macht es doch auch nur Sinn, neue Reifen bei einem Auto aufzuziehen, wenn vorher die Spur gerichtet und das ausgeschlagene Radlager ersetzt ist.

WAS GEHÖRT SONST NOCH ZU EINER RUNDUMSANIERUNG?

Einfach ausgedrückt gehört all das zu einer Rundumsanierung, was die Überlebensfähigkeit des neugebildeten Faserknorpels, d.h. der Bioprothese, langfristig verbessert. Beinachse und Bandstabilität sind die Kategorien, die Sie bereits kennen. Genauso wichtig ist es außerdem, gegebenenfalls den Kniescheibenlauf zu korrigieren.

VOR DIESEM HINTERGRUND IST AUCH DIE AUFFASSUNG, DASS MAN PATIENTEN JENSEITS DER 40 NICHT MEHR AM VORDEREN KREUZBAND OPERIEREN SOLLE, HEUTE BARER UNSINN

Hierzu dienen Maßnahmen der Rezentrierung und Druckentlastung, so z. B. der sogenannte lateral Release, d. h. eine Kapselfensterung an der Kniescheibenaußenseite. Diese Methode ist vor allem sinnvoll, wenn die Kniescheibe anlagebedingt oder durch vorangegangene Operationen nach außen verzogen und verschoben ist. Bei Patienten, bei denen in früheren Jahren die Kniescheibe oft »heraussprang« (Patellaluxation) muß meist der gesamte Kniescheibenlauf korrigiert werden (Abb. 23). Dazu gehört dann neben dem lateral Release auch noch eine Raffung der Kapselaufhängung an der Innenseite sowie in vielen Fällen eine Versetzung des knöchernen Ansatzes des Kniescheibenbandes nach innen (Tuberositas Versetzung, Abb. 24).

Diese Maßnahmen dienen der Korrektur der Biomechanik im sogenannten Kniescheibengelenk, d. h. im Gelenk zwischen Kniescheibe und Oberschenkelvorderseite. Genauso wie die Längsachse des Beines eine entscheidende Rolle für die Knorpelbelastung der Knieinnen- bzw. außenseite spielt, so ist auch die Stellung der Kniescheibe für das Kniescheibengelenk von großer Bedeutung.

Auch wenn zur Zeit immer noch die Meinung vorherrscht, daß die Meniskustransplantation (Abb. 25), d. h. die Einpflanzung eines Spendermeniskus aus der Gewebebank, nur bei nichtarthrotischen Kniegelenken erfolgen sollte, wird sich diese Auffassung sicher bald ändern. Es ist nicht einzusehen, weshalb ein neuer Meniskus, d. h. ein neuer Puffer zur Aufnahme von Kräften, nicht auch für ein arthroskopisch-chirurgisch runderneuertes Kniegelenk günstig sein soll. Hier wird die Entwicklung sicher ähnlich verlaufen wie bei der Frage des Kreuzbandersatzes beim älteren Patienten oder im arthrotischen Kniegelenk.

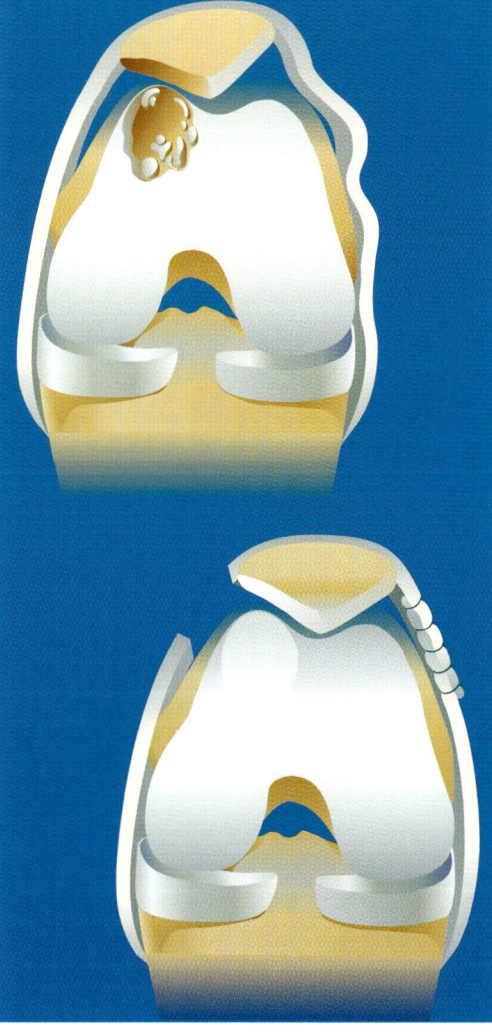

23) Die Graphik veranschaulicht den Überdruck, der durch den Schieflauf der Kniescheibe bedingt ist. Nach Durchführung der Lateral-Release-Operation »sitzt« die Kniescheibe wieder richtig, und der Überdruck an der Außenseite ist beseitigt, zudem sind die abradierten Knochen überwachsen und die innere Kapsel gerafft

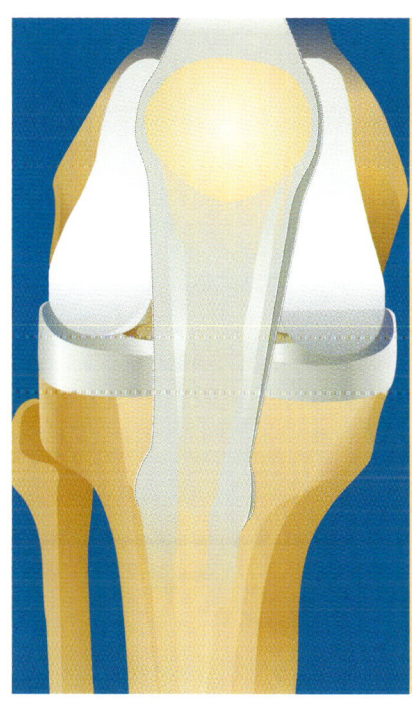
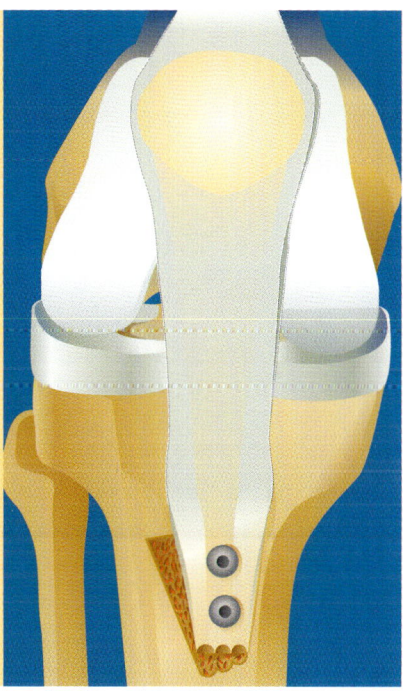

24) Bedingt durch eine vermehrte Schenkelhalsdrehung (im Hüftgelenk) nach vorn kommt es im Wachstum zu einer Gegendrehung des knieseitigen Oberschenkels nach innen mit der Folge, daß die Kniescheibensehne zu weit außen am Schienbein ansetzt. Korrektur: Versetzung des knöchernen Bandansatzes nach innen (Medialisierung der Tuberositas tibiae).

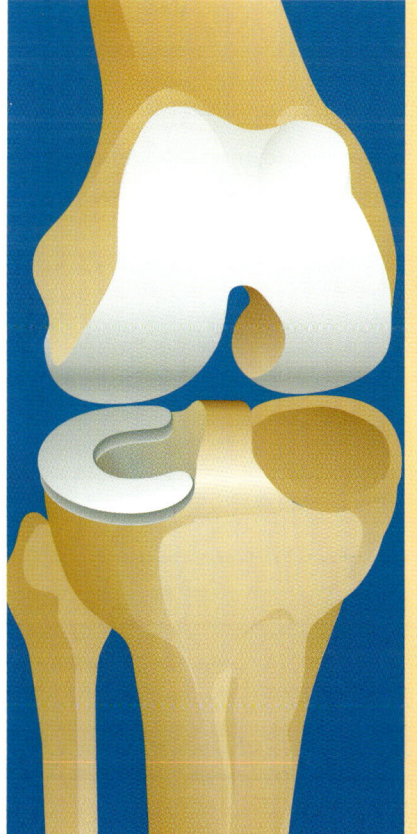
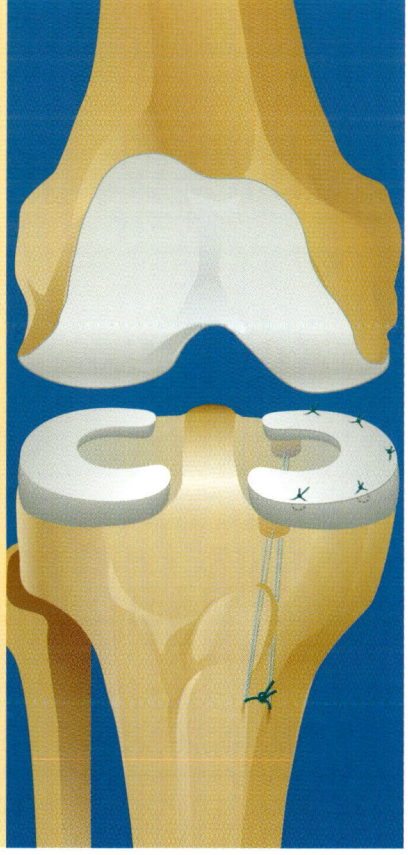

25) Bei der (totalen) Entfernung eines Meniskus geht ein wichtiger Platzhalter verloren, womit die Arthrose vorprogrammiert ist. Durch den »arthroskopischen« Einbau eines Spendermeniskus (Meniskustransplantation) läßt sich dieser Prozeß aufhalten

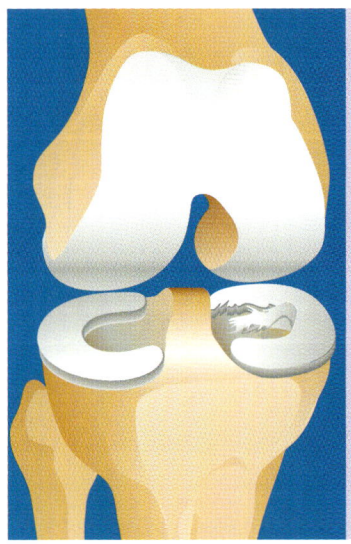

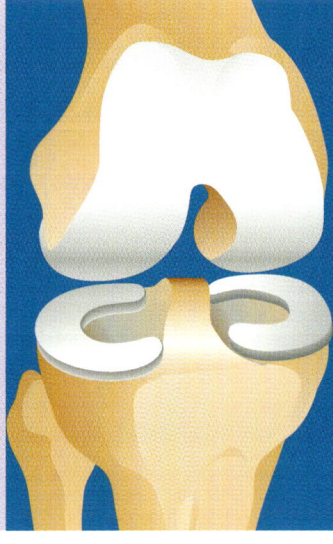

27) Das »Shaving« funktioniert nur, wenn die richtige »Stoppellänge« hergestellt wird. Bleiben die »Fransen« zu lang, kann sich der »Blutkuchen« auf diesem »Seegras« nicht halten. Sind die Stoppeln zu kurz (Shaving falsch verstanden als »Knorpelglättung«), »rutscht« die Blutplombe einfach weg

26) Die Graphik zeigt einen nicht reparablen Meniskusriß, bei dem das abgerissene Stück entfernt wird

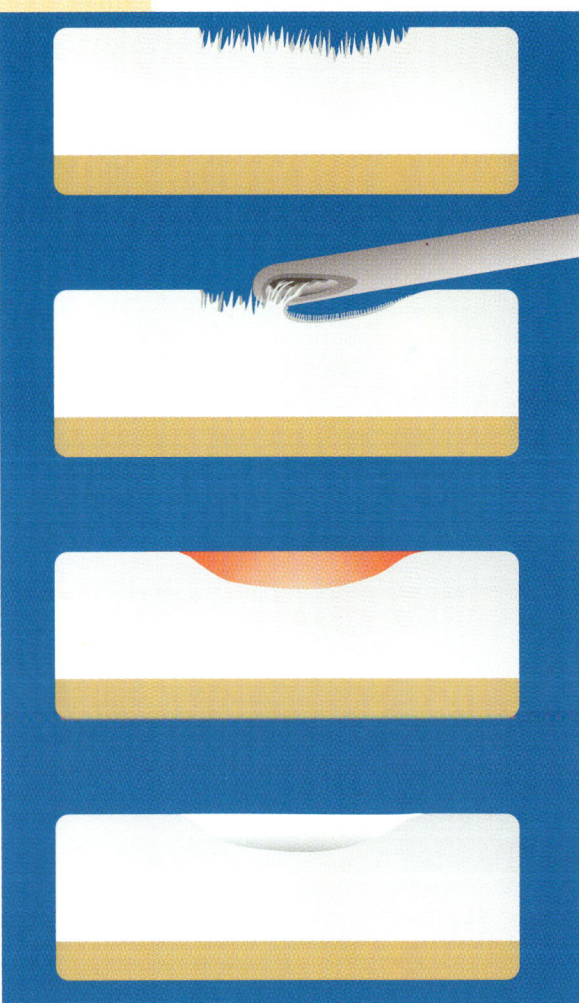

WIE VERLÄUFT EINE ARTHROSKOPISCHE GELENKTOILETTE MIT ABRASION?

Wie bei jeder arthroskopischen Operation verschafft sich der Operateur durch eine diagnostische Arthroskopie, die der Operation vorausgeht, zunächst ein genaues Bild von den einzelnen Gelenkschäden. Hierbei interessieren vor allem die Knorpelflächen, die Menisken, die Bänder und auch eventuell störende Knochenwucherungen. Außerdem wird durch das Bewegen des Gelenks der Kniescheibenlauf kontrolliert und festgestellt, ob die Kniescheibe in der Mitte oder schief verläuft. Nachdem klar ist, was im einzelnen zur Sanierung des Gelenks notwendig ist, beginnt man mit der Abtragung störender, abgerissener Meniskusteile (Abb. 26). Dabei wird immer versucht, so viel Meniskusgewebe wie möglich im Gelenk zu belassen. Die Abwägung, was belassen werden kann und was nicht, erfordert viel

Erfahrung. Zur Erledigung dieser Arbeiten dienen Stanzen, Saug-Schneide-Instrumente (Shaver) sowie der Laser. Nachdem die Meniskusrisse »entschärft« sind, werden die drittgradigen Knorpelschäden behandelt, wobei diese einem Shaving unterzogen werden.

Das Ziel der Rasur ist es, die Knorpelschäden zu entfernen, wobei der bestehenbleibende Knorpel auf eine bestimmte »Stoppellänge« gestutzt wird, die es dem sich anlagernden Blut gestattet, sich vieltausendfach auf diesem »Stoppelfeld festzukrallen« (Abb. 27). Eine solche Blutplombe regt zur Bildung von neuem Faserknorpel an.

An den Stellen, wo »Lichtungen« auf dem Stoppelfeld bestehen, müssen zusätzliche Knochenperforationen (Microfractures) gesetzt werden, um auch dort für eine genügende Blut- und damit auch Zellzufuhr für die Reparation zu sorgen. Die Durchführung des Shavings verlangt ebenfalls große chirurgische Erfahrung, vor allem weil es für die günstigste »Stoppellänge« keine Vorschriften in Büchern oder Fachzeitschriften gibt, und dies reine Erfahrungssache ist. Ganz abgesehen davon, benötigt man für diesen Eingriff ein gewisses Talent, denn anders als bei anderen Operationen, bei denen man Werkstücke zur Bearbeitung einspannen kann, muß in der arthroskopischen Chirurgie alles »freihändig«, – meist sogar einhändig (links wie rechts!) – durchgeführt werden.

Nachdem man mit dem Aussehen der behandelten, drittgradigen Knorpelfläche zufrieden ist, geht man an die Bearbeitung der viertgradigen Flächen, d.h. des kahlen Knochens. Dies ist dann die eigentliche Abrasion. Die Abrasion (Abb. 28) wird mit einem Kugelfräser durchgeführt, der von einem hochtourigen Motor getrieben wird, wobei die an anderer Stelle in das Gelenk einströmende Flüssigkeit über ein Mantelrohr abgesaugt wird, welches den Abradierer umgibt. Die Behandlung gerissener Menisken und drittgradig geschädigter Knorpelflächen ist zwar technisch sicher nicht einfach, aber verglichen mit der Abrasion eine harmlose Verrichtung! Der Anschliff des Kugelfräserkopfes ist so gestaltet, daß die Fräsung im Vorwärtsgang wesentlich aggressiver ist als im Rückwärtsgang. Wenn man nicht täglich mit diesem Instrument umgeht, kann durch versehentliches »Umhersprin-

28) Bei der Abrasion kommt es darauf an, die richtige Frästiefe zu finden, die einerseits genügend Knochendurchblutung freilegt, zum anderen aber die Tragfähigkeit des Knochens nicht gefährdet

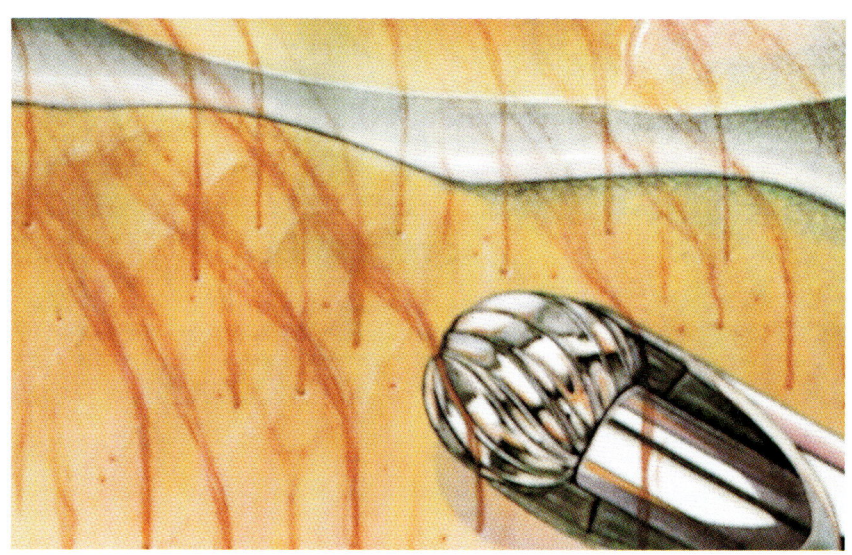

gen« des Fräskopfes im Gelenk großer Schaden angerichtet werden! Unabhängig von den möglichen Verletzungen, die man mit diesem Instrument verursachen kann, ist ebenso die Einhaltung der richtigen Frästiefe technisch gesehen ausgesprochen schwierig. Das ist sicher auch der Grund, weshalb das Verfahren in Deutschland kaum angeboten wird.

Bei einer fortgeschrittenen Arthrose z.B. des sogenannten inneren Kniegelenkfaches liegen ca. 12 cm² Fläche vom Knorpel entblößten Knochens frei, die bearbeitet werden müssen. Um die etwa 8 cm² Fläche am Oberschenkel und die 4 cm² auf dem Schienbeinplateau zu behandeln, benötigt man zwischen 1 und 1,5 Stunden. Dabei muß man sozusagen »Straße für Straße« vorgehen, und nicht etwa im ersten Arbeitsgang bereits die endgültige Frästiefe erreichen. Durch zwischenzeitliches Saugen bei abgestellter Flüssigkeitszufuhr (Abb. 29) gewinnt man immer wieder einen Überblick über die Durchblutungsverhältnisse des Kno-

chens. So wird sich dann Fläche für Fläche, Straße für Straße vorgetastet, bis man mit der Durchblutungssituation des gesamten Bereichs zufrieden ist.

Ziel ist die Erreichung eines sog. »Pfeffer-und-Salz-Aspekts«, d.h. einer Situation, in der die knocheneigenen Blutkanäle (Havers'sche Kanäle) gleichmäßig freiliegen. Bei lange bestehenden Arthrosen, bei denen der Patient jahrelang auf dem kahlen Knochen herumgelaufen ist, ist der Knochen über große Teile marmorartig umgebaut, d.h. er hat inzwischen seine eigene Blutversorgung mehr oder weniger »erwürgt« (Abb. 30).

In derartigen Fällen kann man nicht etwa so lange weiterfräsen, bis man genügend Durchblutung freigelegt hat, sondern muß zusätzlich mit Bohrungen arbeiten. Jene Stellen müssen mehrfach durchbohrt werden, um aus der Tiefe des Knochens genügend Blut und damit Reparationszellen heranzuführen.

Generell gilt: Bei der Abrasionsarthroplastik muß ein goldener Mittelweg gefunden werden. Denn ein zu flaches Fräsen garantiert keinen genügenden Bewuchs, während durch ein zu tiefes Fräsen wiederum der Halt des Knochens verloren geht, was später Knocheneinbrüche bis hin zum Knochenuntergang (Osteonekrose) unterhalb des nachgewachsenen Faserknorpels zur Folge haben kann.

Am Ende einer solchen Operation werden noch die entzündlich veränderten Gelenkschleimhautteile weggenommen, um möglichst günstige »chemische Verhältnisse« für das Nachwachsen des Ersatzknorpels zu schaffen. Falls vorhanden, entfernt der Operateur darüber hinaus störende Knochenwucherungen an den Gelenkrändern und im Bereich der Kreuzbandhöhle, die oft Bewegungseinschränkungen verursachen. Diese im Rahmen der »Arthrosis deformans« entstandenen Knochenwülste werden ebenfalls mit dem Kugelfräser abgetragen, bis eine normale Gelenkform erreicht ist.

Das »neugeformte« Kniegelenk durchläuft nach der Operation ganz bestimmte Entwicklungsphasen. Und erst nach Abschluß dieser Umwandlungsvorgänge entsteht dann das gewünschte Endprodukt – das im großen und ganzen wieder normal funktionierende Kniegelenk. Diese Arbeit kann man sich als eine Mischung aus Bildhauerei und plastischer Chirurgie vorstellen.

Wie an anderer Stelle bereits beschrieben, müssen die Maßnahmen der arthroskopischen Gelenktoilette oft ergänzt werden durch Korrekturen der sogenannten Biomechanik. Im Falle einer falschen Längsachse (X- bzw. O-Bein) wird oft gleichzeitig oder einige Wochen nach dem ersten Eingriff eine Umstellungsosteotomie durchgeführt. Handelt es sich aber um einen Kniescheibenschieflauf, bietet sich die Lateral-Release-Operation eventuell in Kombination mit einer Tuberositas Versetzung an. Vor diesen notwendigen Zusatzmaßnahmen dürfen weder der Arzt noch der Patient zurückschrecken, denn sie erhöhen die Chancen für einen langanhaltenden Erfolg der Arthrose-Operation um ein Vielfaches.

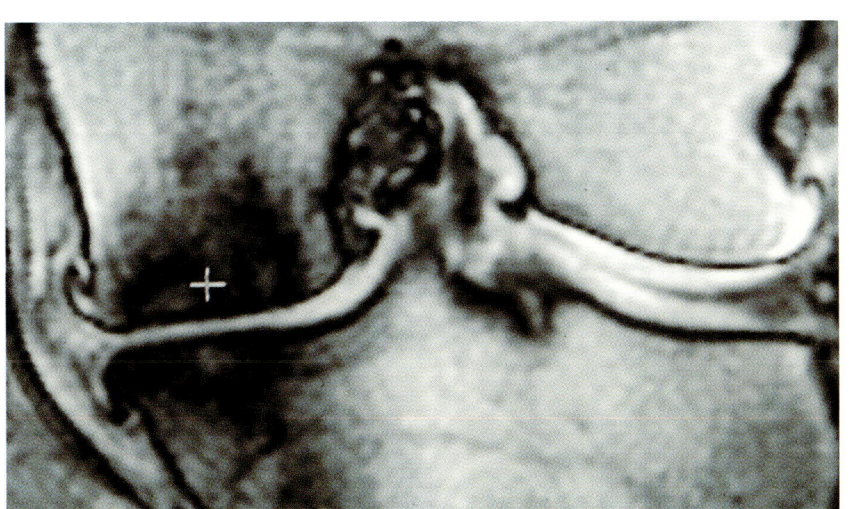

30) Durch das ständige »Herumlaufen« auf den kahlen Knochenflächen, werden diese immer kompakter: Von der Natur gut gedacht, für die Abrasion jedoch ungünstig: Man stößt erst in größerer Frästiefe auf Blut!

Was kann man mit einer Abrasions-arthroplastik erreichen?

Es war bisher die Rede davon, daß man entgegen der landläufigen Meinung die Arthrose doch heilen könne. Es wurde auch beschrieben, wie dies im einzelnen geschieht. Nun ist es an der Zeit, die damit erzielbaren Ergebnisse ein wenig näher unter die Lupe zu nehmen. Schließlich ist für den Patienten selbst natürlich nur entscheidend, was für ihn dabei herauskommt, ob sein Problem hierdurch auch ohne Einbau einer Prothese gelöst werden kann und natürlich auch, wie lange so etwas hält.

Daß es mit den beschriebenen Verfahren gelingt, dritt- und viertgradig geschädigte Gelenkflächen mit einem Ersatzknorpelgewebe zur Abheilung zu bringen, haben wir an mehr als 4.000 Patienten in einem Beobachtungszeitraum von mehr als 18 Jahren gesehen und es liegt jetzt Dokumentationsmaterial vor, an welchem auch die hartnäckigsten Zweifler nicht mehr vorbeikommen.

Im folgenden seien hier einige Extrembeispiele im Sinne sog. »hoffnungsloser Fälle« skizziert, an denen die Leistungsfähigkeit des Verfahrens sehr schön demonstriert werden kann.

Fallbeispiel Nr. 1 (Abb. 31):
Ein jetzt 45jähriger Mann hatte bei einem Fußballunfall im Alter von 20 Jahren einen Riß des Innenmeniskus und des vorderen Kreuzbandes erlitten. Der Innenmeniskus wurde total entfernt, der vordere Kreuzbandriß wurde damals übersehen und blieb unbehandelt.

In der Folgezeit kam es zu weiteren Unfällen, die jeweils mit Schonung, Eisauflagen, Tabletten und Injektionen behandelt wurden. Nach Abklingen der akuten Reizerscheinungen glaubte der Patient denn immer fit zu sein, nahm seine Sporttätigkeit wieder auf, um kurze Zeit später wieder neue Probleme zu bekommen. Dies eskalierte soweit, daß er die Sporttätigkeit, und zwar nicht nur das Fußballspiel, sondern später auch Tennis, Ski und andere Sportarten, völlig aufgeben mußte.

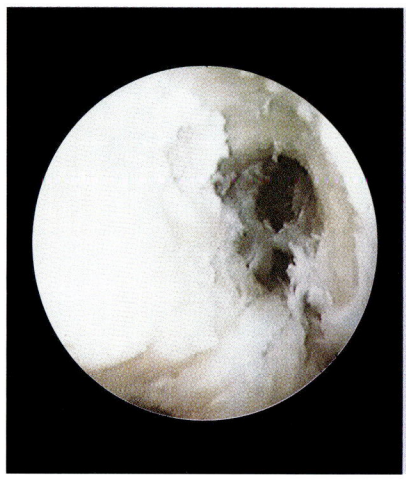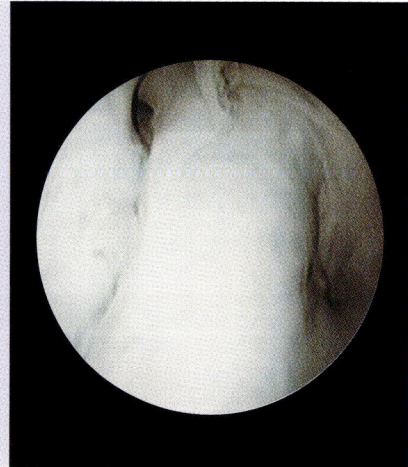

31) Links: Gerissenes vorderes Kreuzband; Rechts: Acht Monate nach arthroskopischer vorderer Kreuzbandoperation

In einer minimalinvasiven Operation wurde das vordere Kreuzband ersetzt und zugleich eine Abrasionsarthroplastik mit dem Ziel der sog. Bioprothese durchgeführt. Ein Jahr später ist der Patient beschwerdefrei, läuft Ski und spielt Tennis ohne wesentliche Probleme.

Fallbeispiel Nr. 2 (Abb. 32):
Eine 58jährige Patientin erlitt in ihrer Jugend mehrfache Kniescheibenverrenkungen an ihrem rechten Kniegelenk, eine operative Versorgung erfolgte damals nicht. Auch im Erwachsenenalter sprang die Kniescheibe noch mehrfach heraus, was jeweils zu erheblichen Schwellungen, Schmerzen und Funktionseinschränkungen führte. Behandlungen mit Injektionen, Krankengymnastik, physikalischer Therapie sowie auch einige Rehaklinikaufenthalte erbrachten keine wesentliche Besserung. Untersuchungen bei anderen Orthopäden hatten ergeben, daß die Kniescheibe weit aus dem sog. Kniescheibengleitlager nach außen heraushängt, von Knorpel entblößt ist und daß außer von einer Versor-

gung mit einem künstlichen Kniegelenk von keiner Operation ein Erfolg zu erwarten wäre. Als sich die Patientin bei uns vorstellte, fand sich der extreme Schieflauf der Kniescheibe sowie auch der vollständige Knorpelverlust sowohl an der Kniescheibenrückfläche als auch am Kniescheibengleitlager bestätigt.

Da die anderen Teile des Gelenks noch recht gut aussahen, riet ich der Patientin zu einer umfassenden Sanierung des Kniescheibengelenks, bestehend aus Abrasion der kahlen Knochenflächen, Raffung der inneren Kapselaufhängung, Spaltung der äußeren Kapselaufhängung sowie auch der Versetzung des knöchernen Bandansatzes des Kniescheibenbandes nach innen. Diese umfassende Korrektur wurde in einer Sitzung durchgeführt und die Heilung verlief ohne Komplikationen. Wie die Kernspintomographie vor und nach der Operation sehr schön demonstriert, stand nach dem Eingriff die Kniescheibe wieder sehr gut zentriert, neue Ersatzknorpelflächen hatten sich sowohl an der Kniescheibenrückfläche als auch an der Oberschenkelvorder-

32) Die linke Aufnahme zeigt eine schwere Arthrose mit »abgerutschter« Kniescheibe und vollständigem Knorpelverlust. Die rechte Aufnahme zeigt den Zustand nach lateral release, medial reefing, Abrasion und Tuberositasversetzung. Die Ersatzknorpelflächen sind klar erkennbar

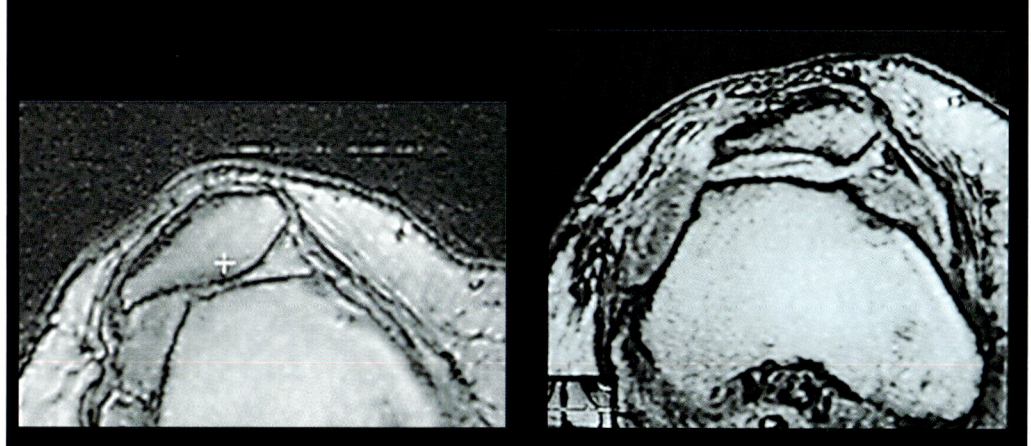

seite gebildet, die Kapselfensterung an der Kniescheibenaußenseite war offen und die völlig überdehnte Kapsel auf der Innenseite war entsprechend gerafft und gestärkt. In der Kernspintomographie nicht sichtbar ist die sog. Tuberositasversetzung, d.h die Versetzung des knöchernen Kniescheibenbandansatzes. Ohne diese Versetzung wäre allerdings die Zentrierung einer derartig stark verschobenen Kniescheibe gar nicht möglich gewesen. Die Patientin heilte ihre schwere Kniescheibengelenksarthrose so gut aus, daß sie im normalen Alltagsgebrauch keinerlei Beschwerden mehr hat, problemlos wieder treppauf und treppab gehen kann und sich auch praktisch nicht mehr behindert fühlt.

Fallbeispiel Nr. 3 (Abb. 33):
Der Inhaber einer Dekorationsfirma hatte in der Jugend mehrere Sportunfälle mit dem linken Knie erlitten und daraufhin eine schwere Arthrose entwickelt. Er war kaum noch in der Lage, seinem Beruf nachzugehen und war auch bei ganz normalen Alltagstätigkeiten wie Aufstehen aus dem Sessel, Treppauf- oder Treppabgehen, in letzter Zeit sogar beim Spazierengehen erheblich durch Schmerzen behindert. Eine Odyssee durch verschiedene Universitäts-

kliniken hatte Ratschläge in Richtung künstliches Kniegelenk ergeben, wozu der Patient mit seinen 49 Jahren allerdings zu jung war.

Als sich der Patient bei uns vorstellte, fand sich ein vollständiger Knorpelverlust auf der gesamten Knieinnenseite, sowohl ober- als auch unterschenkelseitig und eine stark im O-Sinne verschobene Beinachse. Dem Patienten wurde daraufhin eine umfassende Gelenksanierung mit Abrasion der freiliegenden Knochenflächen und Korrektur der Beinachse im Sinne der Umstellungsosteotomie empfohlen. Die beiden Eingriffe wurden in getrennten Sitzungen durchgeführt und brachten dem Patienten neue belastbare Ersatzknorpelbeläge sowie eine korrigierte Beinachse. Die Kernspintomographien zeigen sehr schön den Wiederaufbau der vor dem Eingriff nicht mehr vorhanden gewesenen Knorpelbeläge sowie eine Restrukturierung des chronisch überlastet gewesenen Knochens auf der Innenseite. Die Röntgenaufnahme zeigt den Zustand vor und nach der Umstellungsosteotomie.

Nach Ausheilung und entsprechender Rehabilitation ist der Patient heute in seinem Beruf voll arbeitsfähig und hat praktisch so gut wie keine Beschwerden mehr.

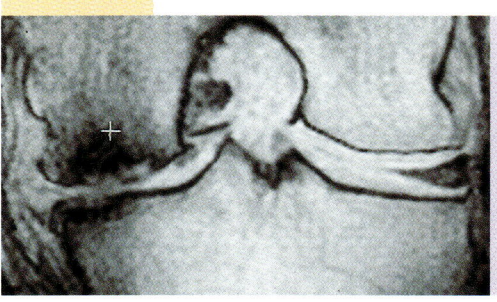
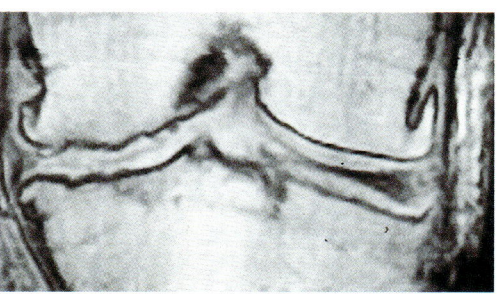

Fallbeispiel Nr. 4 (Abb. 34 a+b):
Ein Bauunternehmer hatte in seiner Jugend diverse Sportunfälle erlitten, wobei neben Innen- und Außenmeniskusrissen auch eine vordere Kreuzbandverletzung vorlag. Innen- und Außenmeniskus wurden seinerzeit operativ offen entfernt, die vordere Kreuzbandverletzung blieb unbehandelt. Der Patient trieb weiterhin Sport, erlitt immer wieder Zusatzverletzungen und entwickelte schließlich eine ausgeprägte Arthrose, die nach Aussage mehrerer Orthopäden, darunter auch Leiter großer Kliniken, nur mit einer Knieprothese behandelt werden könne. Als wir den Patienten hier untersuchten, hatte er ein Streckdefizit von etwa 15 Grad und konnte das Knie nur etwas über 90 Grad beugen, die Beinachse war im O-Sinne verschoben, allerdings nicht übermäßig, die frühere Kreuzbandinstabilität hatte sich durch die lange Zeit bestehende Arthrose bereits soweit »maskiert«, daß eine wesentliche Instabilität jetzt nicht mehr bestand.

Bei dem Patienten wurde eine umfassende Gelenktoilette mit Abrasionsarthroplastik vorgenommen, obgleich die Ausgangsbedingungen aufgrund des schlechten Zustandes des Knochens nicht günstig waren. Es wurde dem Patienten daher empfohlen, sechs Wochen nach der Abrasion die Umstellungsosteotomie durchführen zu lassen.

Aus privaten Gründen konnte er diese Umstellungsosteotomie nicht gleich durchführen lassen und stellte sich zur Befundkontrolle erst etwa vier Monate nach dem Eingriff wieder vor. Wie man auf der Abb. 34 a er-

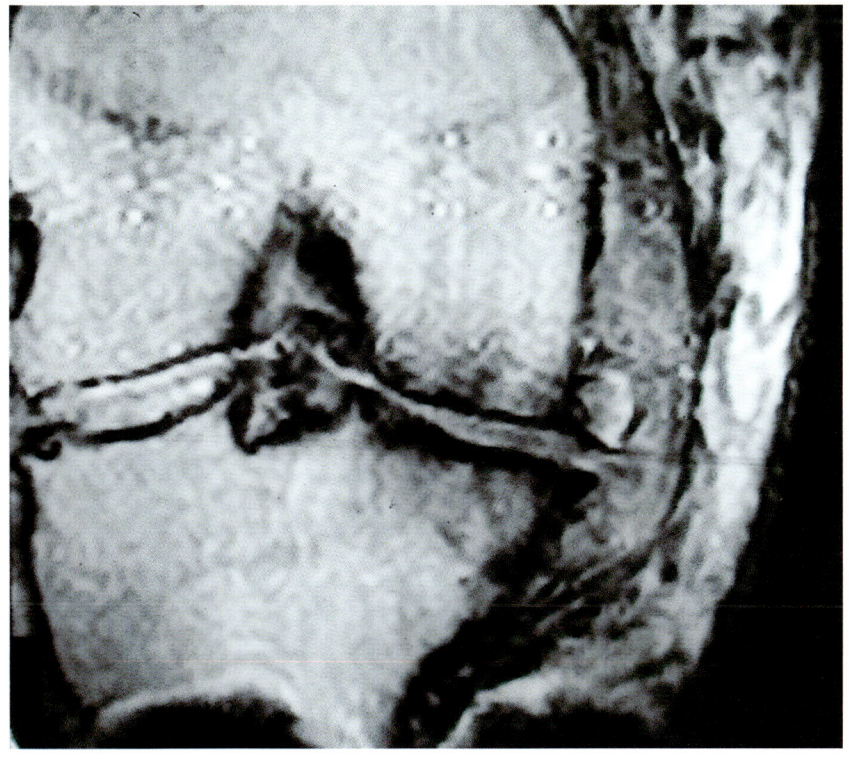

34a) Diese MRT-Aufnahme zeigt einen Knorpelverlust auf der Innenseite (rechts) mit Knochenbeteiligung

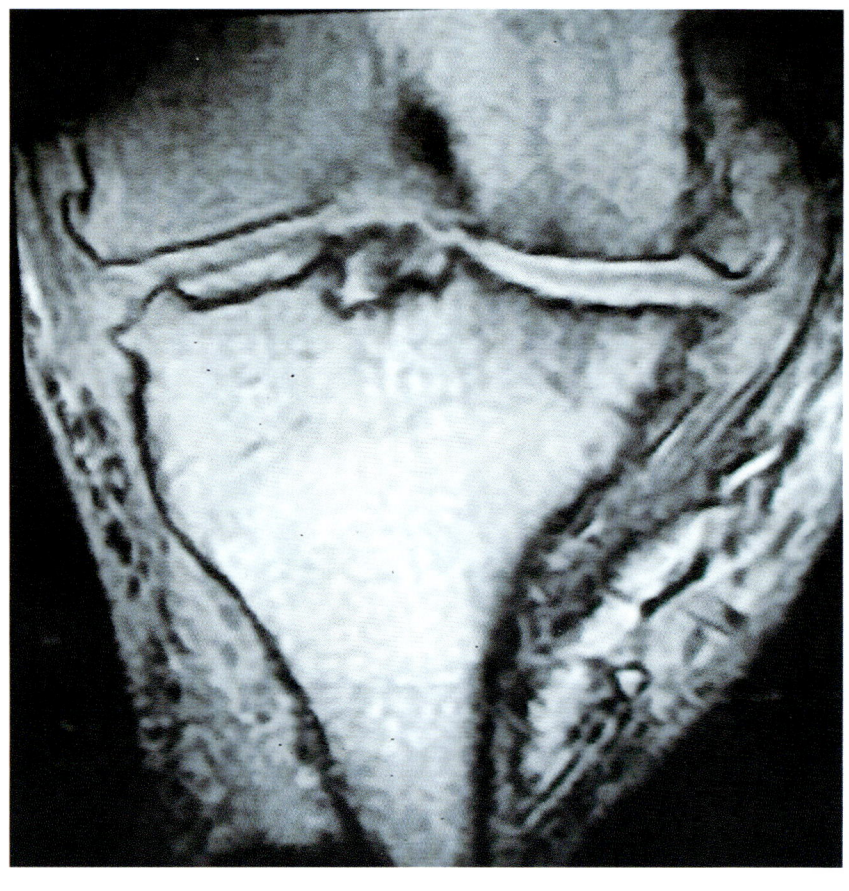

34b) Auf der Kontrollaufnahme vier Monate später sieht man den Ersatzknorpel (rechts) und die normalisierte Knochenstruktur

NICHT NUR DIE ERSATZKNORPEL-GEWEBE SIND IN HERVORRAGENDER SCHICHTDICKE NACHGEWACHSEN, SONDERN AUCH DER KNOCHEN HATTE SICH IM GLEICHEN ZEITRAUM HERVORRAGEND REGENERIERT

kennt, bestand im sog. inneren Gelenkfach nicht nur ein vollständiger Knorpelverlust, sondern auch die Knochenstruktur war stark angegriffen und unregelmäßig. Wie man auf der Abb. 34 b, etwa vier Monate nach der Operation erkennt, waren nicht nur die Ersatzknorpelgewebe in hervorragender Schichtdicke nachgewachsen, sondern auch der Knochen hatte sich im gleichen Zeitraum ausgezeichnet regeneriert. Ein derart gutes Ergebnis war vor dem Eingriff zunächst nicht erwartet worden, weshalb dem Patienten ja auch die Umstellungsosteotomie angeraten wurde.

Nachdem sich die Knorpel- und Knochensituation so eklatant verbes-serte, rieten wir dem Patienten jetzt, mit der Umstellungsosteotomie zunächst noch zu warten und den Befund einmal jährlich kontrollieren zu lassen. Sollte sich dann wieder eine Verschmälerung der Knorpelbeläge bzw. eine Verschlechterung des Knochenbefundes zeigen, solle man dann die Achsbegradigung baldigst nachholen.

Fallbeispiel Nr. 5:
Ein früherer Handball Bundesligaspieler hatte in seiner aktiven Laufbahn mehrfach beide Kniegelenke verletzt, wobei im Laufe der Jahre beide Innenmenisken entfernt wurden, beide Kreuzbänder als gerissen diagnostiziert wurden, aber unbe-

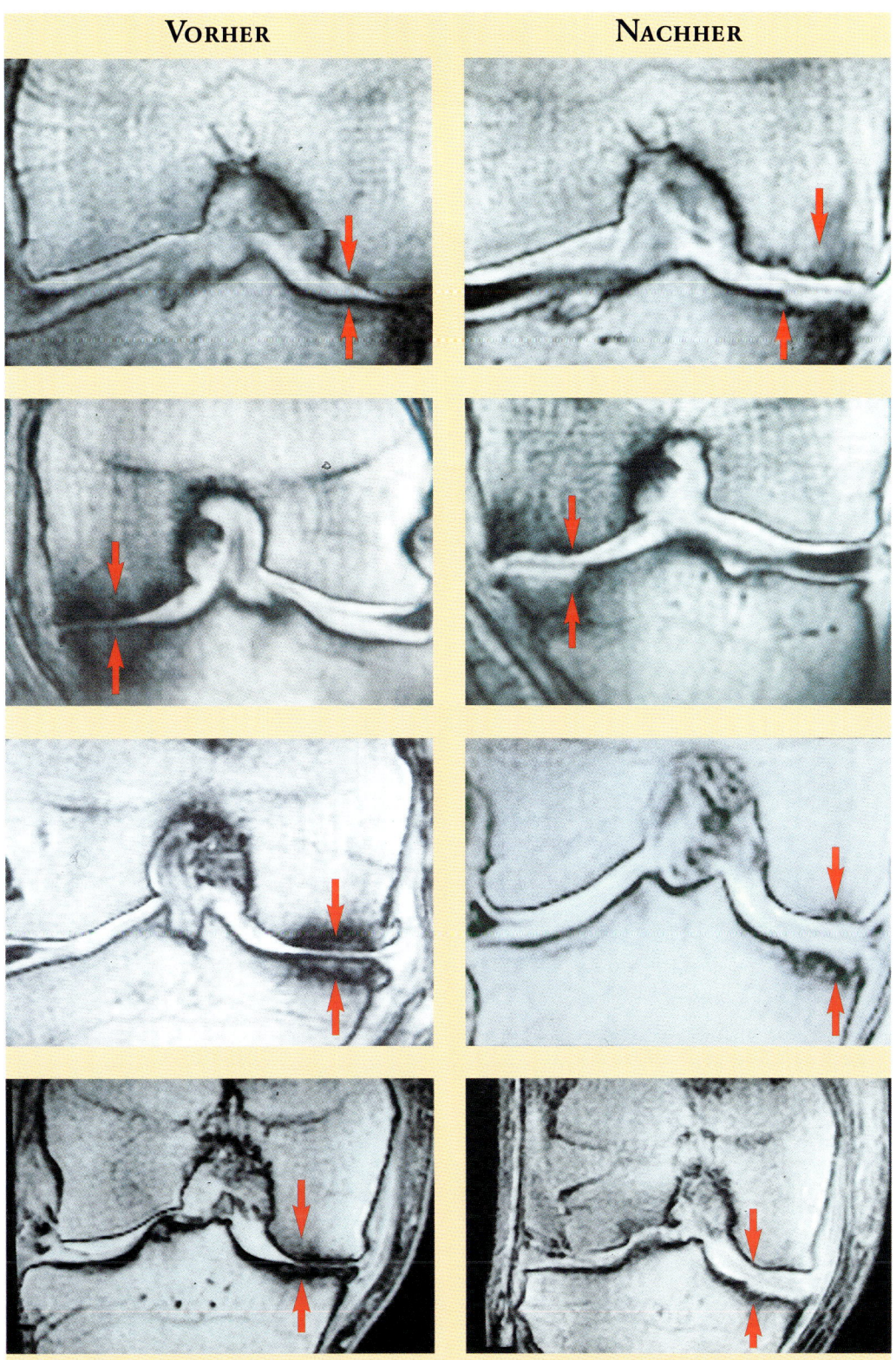

Weitere vier Beispiele für das Nachwachsen von Ersatzknorpel auf zuvor vollkommen kahlen Knochenflächen

handelt blieben. Daraufhin hatte sich eine schwere Arthrose an den Knieinnenseiten mit vollständigem Verlust des Gelenkknorpels sowie eine starke O-Bein-Fehlstellung entwickelt. Die Kreuzbandinstabilitäten waren trotz der schweren Arthrose ein weiteres Hindernis für den Patienten, da er gehäuft mit den Kniegelenken »wegknickte«. Der Patient hatte mit konservativen Behandlungen keinen Erfolg. Eine aussichtsreiche Behandlung dieser schweren Probleme konnte ihm von keinem der sieben Orthopäden angeboten werden, die er mit seinen Problemen konsultiert hatte.

Bei dem jetzt 46jährigen Patienten wurde am linken Kniegelenk eine Abrasionsarthroplastik mit hinterer Kreuzbandersatzoperation durchgeführt. Am rechten Kniegelenk wurde ebenfalls eine Abrasion mit gleichzeitiger vorderer Kreuzbandoperation durchgeführt. Einige Monate später wurde dann noch zusätzlich eine Umstellungsosteotomie angeschlossen. Die Umstellungsosteotomie ist auch für das linke Kniegelenk noch vorgesehen, obgleich dort die Zeit nicht sehr drängt, da die Achsfehlstellung deutlich weniger ausgeprägt ist, als dies rechts der Fall war. Mit dieser umfassenden Sanierung erhielt der Patient neue »Laufflächen«, eine korrekte Beinachse, und gewann die volle Kreuzbandstabilität zurück. Nach Abschluß aller Heil- und Rehabilitationsvorgänge kann der Patient, wie viele andere Beispiele beweisen, durchaus seine Tätigkeit als Handballtrainer wieder aufnehmen und erfolgreich fortsetzen.

WAS SAGEN DIE STATISTIKEN ?

Natürlich darf man Statistiken nicht überschätzen und es geht letztlich nichts über die Befragung bereits erfolgreich operierter Patienten. Dennoch geben Nachuntersuchungen, Fragebogenaktionen und andere wissenschaftliche Untersuchungen doch einen gewissen Überblick über die Leistungsfähigkeit einer Methode. Bezüglich der Abrasionsarthroplastik erscheint in der internationalen Literatur recht wenig.

Einige Berichte äußern sich sogar ausgesprochen negativ zu den Erfolgsaussichten einer Abrasionsarthroplastik. Es gibt Studien, die sprechen davon, daß nach einer Abrasion 40% der Patienten innerhalb einer Dreijahresfrist mit einer Endoprothese (künstliches Kniegelenk) versorgt werden müßten. Es ist einleuchtend, daß man bei einer derartigen »Erfolgsstatistik« das Verfahren schleunigst verlassen sollte. Nach unseren eigenen Erfahrungen an über 4.000 Patienten ist klar, daß eine solch katastrophale Bilanz auf gravierende technische Fehler seitens des Operateurs und/oder der Nachbehandlung zurückgehen müssen. Im Vergleich zu diesen Zahlen sei unsere eigene Statistik genannt, wonach über einen Beobachtungszeitraum von zehn Jahren (!) der Anteil der Patienten, die in diesem Zeitraum mit einer Endoprothese versorgt werden mußten, unter 3% liegt.

Natürlich können derartige Ergebnisse nur ausgesprochen versierte Operateure erzielen, die sich auch in allen Einzelheiten mit der dazu er-

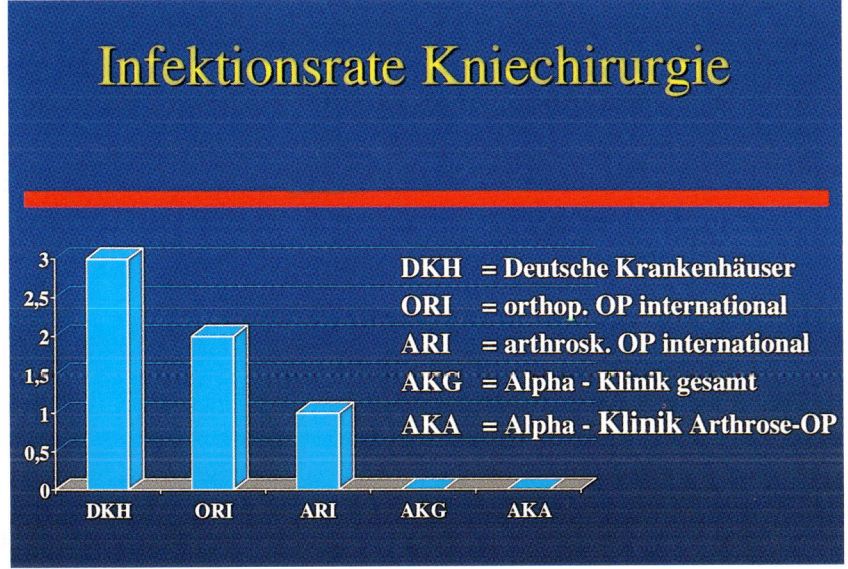

Infektionsrate Kniechirurgie

DKH = Deutsche Krankenhäuser
ORI = orthop. OP international
ARI = arthrosk. OP international
AKG = Alpha - Klinik gesamt
AKA = Alpha - Klinik Arthrose-OP

35) Während Infektionsraten in deutschen Krankenhäusern mit 3% angegeben werden, liegt diese Rate in der Alpha-Klinik bei 0,05%!

forderlichen Nachbehandlung auskennen.

Es gibt allerdings auch andere Beispiele, die die großen Unterschiede in der Leistungsfähigkeit verschiedener Leistungserbringer im operativen Medizinbereich verdeutlichen. So veröffentlichte das Nachrichtenmagazin Focus im Jahre 1997 eine Infektionsstatistik, wonach 3% der Krankenhauspatienten in Deutschland eine Infektion nach einer Operation erleiden. Internationale Statistiken geben eine 2%-ige Infektionsrate für die orthopädischen Eingriffe allgemein an und aus der internationalen Literatur weiß man, daß die arthroskopischen Eingriffe mit einer Infektionsrate von 1% belastet sind. Demgegenüber – und man traut sich dies kaum zu sagen – beträgt unsere eigene Infektionsrate 0,02% (Abb. 35)! Dazu ist noch zu sagen, daß in den letzten zehn Jahren, verursacht durch die Operation selbst, überhaupt keine Infektionen mehr auftraten.

Was bei den objektiven Nachuntersuchungen unserer Patienten herauskommt, wissen wir über die kernspintomographischen Untersuchungen, die isokinetischen Krafttests und auch die Stabilitätsmessungen sehr genau. So wissen wir, daß wir bei den Patienten, bei denen wir, sofern alle drei Probleme vorliegen, neben der Abrasion auch die Umstellungsosteotomie und den Kreuzbandersatz durchführen, eine Wiederherstellung bis zur Sportfähigkeit möglich ist. Einen eventuellen späteren Einsatz eines künstlichen Kniegelenks kann man mit einem derartigen Programm um ca. 10–15 Jahre hinausziehen, evtl. sogar noch länger. Ist das Knie stabil und besteht eine leichte Achsfehlstellung, die aber auf Wunsch des Patienten nicht korrigiert wird, kann man mit der Abrasion allein etwa einen Zeitgewinn von 5–10 Jahren erwarten. Besserungen im Bereich von 3–5 Jahren sind hingegen dann zu verzeichnen, wenn der Patient es nach der Abrasi-

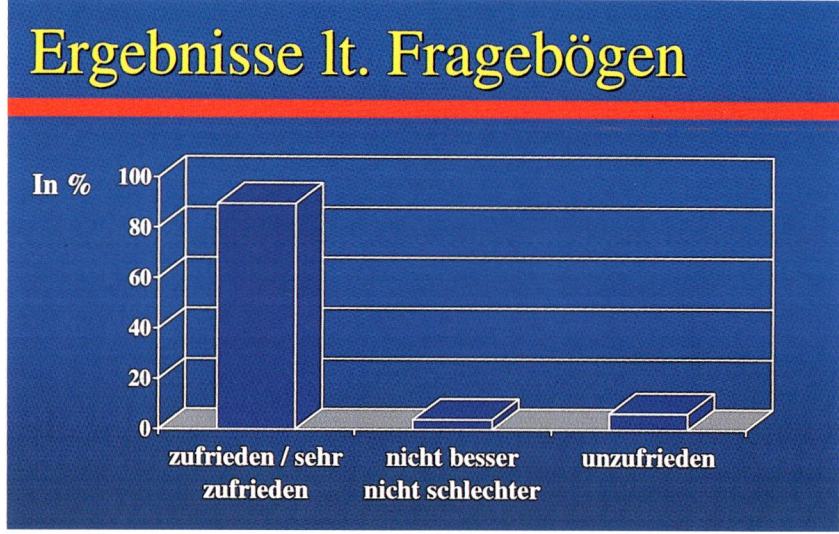

Ergebnisse lt. Fragebögen

In %

100 —
80 —
60 —
40 —
20 —
0 —

zufrieden / sehr   nicht besser   unzufrieden
zufrieden   nicht schlechter

36) 89% der befragten Patienten waren mit ihrem »Abrasionsknie« zufrieden bis sehr zufrieden

onsarthroplastik ablehnt, eine vorhandene Instabilität und/oder Achsfehlstellung des Gelenks operativ beseitigen zu lassen. Wir haben allerdings auch Fälle, in denen derartige Patienten schon mehr als 10 Jahre mehr oder weniger beschwerdefrei sind, Sport treiben und immer noch nicht für den Gelenkersatz anstehen.

Was die subjektive Sicht betrifft, so ist ein jüngeres Ergebnis einer Befragung (Abb. 36) von über 700 Patienten mit Abrasionsarthoplastiken – und zwar alle ohne gleichzeitige Umstellungsosteotomie bzw. Kreuzbandersatzoperation – sehr interessant. Wie das Diagramm zeigt, sind selbst in dieser Gruppe, deren Ergebnisse mit einer noch kompletteren Sanierung noch verbesserungsfähig wären, die Mehrzahl der Patient auch nach mehr als fünf Jahren mit dem Operationsergebnis noch sehr zufrieden.

Wenn man über Ergebnisse spricht, muß man natürlich auch über Komplikationen reden. Eine der schlimmsten Komplikationen, die Infektion, wurde bereits angesprochen. Diese Komplikation kann, zumindest bei uns, heute fast vernachlässigt werden. Das Thromboserisiko ist aufgrund des etwas erhöhten Alters und der notwendigen langen Entlastungszeiten etwas erhöht, liegt aber mit 1–2% auch deutlich unter dem international angegebenen Durchschnitt. Sogenannte Knochenumbaustörungen unterhalb des nachgewachsenen Ersatzknorpelgewebes erleiden etwa 3–5% der Patienten, wobei diese Komplikation fast ausschließlich bei den Patienten beobachtet wird, die nicht gleichzeitig auch eine Umstellungsosteotomie vornehmen lassen. Eine Komplikation, die die Osteotomie betrifft, ist die unzureichende knöcherne Durchbauung des Knochenschnitts, genannt Pseudarthrose (Falschgelenk). Pseudarthrosen treten bei uns in einer Häufigkeit von etwa 5–10% auf, wobei es sich hierbei nicht etwa um bleibende Komplikationen bzw. Schäden handelt, sondern um Störungen im knöchernen Heilverlauf, die dann ein Nachziehen der

Druckschrauben in örtlicher Betäubung erforderlich machen, wonach dann der Knochenschnitt in etwa weiteren 3–4 Wochen zuverlässig ausheilt. In keinem Falle blieb die Pseudarthrose bestehen. Die einzige Unannehmlichkeit, die diese Operation nach sich zieht, ist der kleine Zusatzeingriff unter örtlicher Betäubung und die um etwa 3–4 Wochen verlangerte Entlastungszeit.

Schwere Komplikationen im Sinne von Gefäß- oder Nervenverletzungen sind bisher nie aufgetreten.

Viele Patienten haben ja vor der Narkose mehr Angst als vor der Operation selbst. Deshalb ist es vielleicht wichtig zu wissen, daß bei mehr als 20.000 Narkosen bisher nicht ein einziger tödlicher Zwischenfall auftrat. Auch diese Statistik kann sich sowohl national als auch international sehen lassen.

WIE GEHT ES NACH EINER OPERATION WEITER?

Ziel einer Operation ist es, die Heilung einer gestörten Struktur oder Funktion zu ermöglichen. Aber die Operation allein kann nicht heilen! Denn die Regeneration ist ein Naturvorgang, zu dem der chirurgische Eingriff gewissermaßen nur die Tür öffnet. In der Zeit nach der Operation kommt es deshalb darauf an, diese natürlich ablaufenden Heilungsvorgänge nicht zu stören, besser noch: zu fördern. Aus diesem Grunde sind ganz bestimmte Verhaltensweisen und Nachbehandlungsmaßnahmen notwendig, um den gewünschten Genesungserfolg auch

tatsächlich erreichen zu können. Zum einfacheren Verständnis kann die Regenerationszeit in eine rote, eine gelbe und eine grüne Phase eingeteilt werden.

Die rote Phase:
Ähnlich wie an der Ampel bei rot nicht weitergefahren werden darf, so ist auch die rote Phase der Rehabilitation durch eine Unterbrechung der gewohnten Aktivitäten mit Entlastung, Hochlagerung, Schonung und Eisauflagen gekennzeichnet. In dieser Zeit spielen sich bestimmte Entzündungs- und Regenerationsvorgänge ab, wie sie nach jedem operativen Eingriff auftreten. Bei arthroskopischen Eingriffen ist diese Phase zwar kürzer, die biologischen Heilvorgänge jedoch benötigen eine relativ lange Zeit. Ganz besonders wichtig in der Arthrosebehandlung ist die konsequente Einhaltung der empfohlenen Entlastungszeit (Abb. 37), die sowohl beim sogenannten Shaving als auch bei der Abrasion 1/4 Jahr beträgt. Davon darf während der ersten acht Wochen das Bein nur etwa mit dem Beingewicht selbst, d.h. mit ca. 15 kg belastet werden. In den darauffolgenden letzten vier Wochen wird dann die Belastung bis zur Vollbelastung allmählich gesteigert. »Freihändig« gehen darf der Patient bei derartigen Operationen also erst wieder nach drei Monaten. Dieser Zeitraum erscheint einem vor einer solchen Operation natürlich ewig. Andererseits muß man sich immer vor Augen halten, daß die Alternative zu einem derartigen Vorgehen ein künstliches Kniegelenk (Abb. 38) wäre, mit welchem man, wie bereits aus-

geführt wurde, deutlich schlechter bedient wäre. Insofern lohnt sich der Aufwand an Geduld und Mitarbeit allemal!

Eine besonders wichtige Therapieform in der Phase nach der Operation ist die Benutzung motorisierter Bewegungsschienen (Continuous Passive Motion, Abb. 39). Sie sorgen dafür, daß das nachwachsende, faserknorpelige Ersatzgewebe an der Oberfläche möglichst glatt wird, ohne es besonders zu belasten

Die gelbe Phase:
Nachdem die Funktionalität des Gelenks wieder hergestellt ist und bestimmte Reparationsprozesse, vor allem an den Knorpelflächen, im Wesentlichen abgeschlossen sind, bestehen natürlich erhebliche Defizite hinsichtlich der Muskelkraft, der Dehnung und der Ausdauer. Auch die ganz endgradigen Bewegungsausschläge müssen jetzt erst wieder herausgearbeitet werden. Diese Ziele erreicht der Patient durch Dehnungs-

37) Der korrekte Gang mit Unterarmstützen will gelernt sein. Am besten übt man die Technik bereits vor der Operation

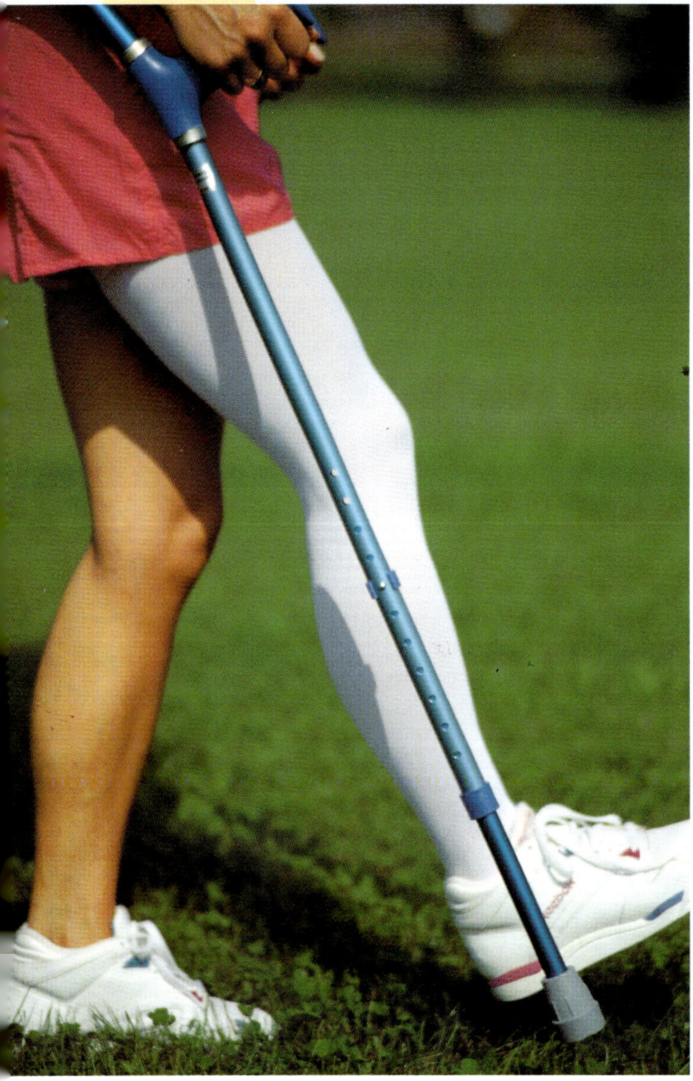

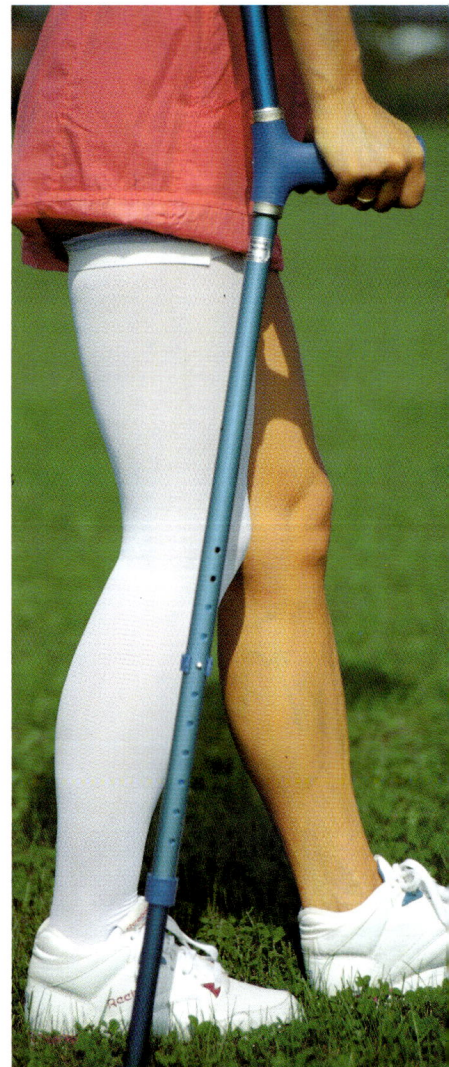

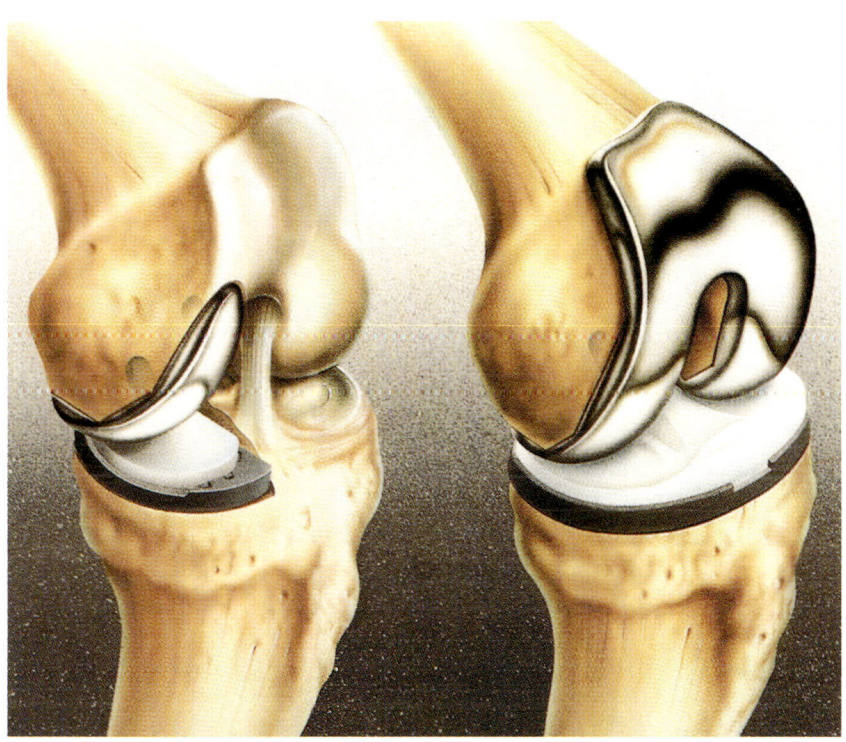

38) Links: Schlittenprothese.
Rechts: Totalprothese

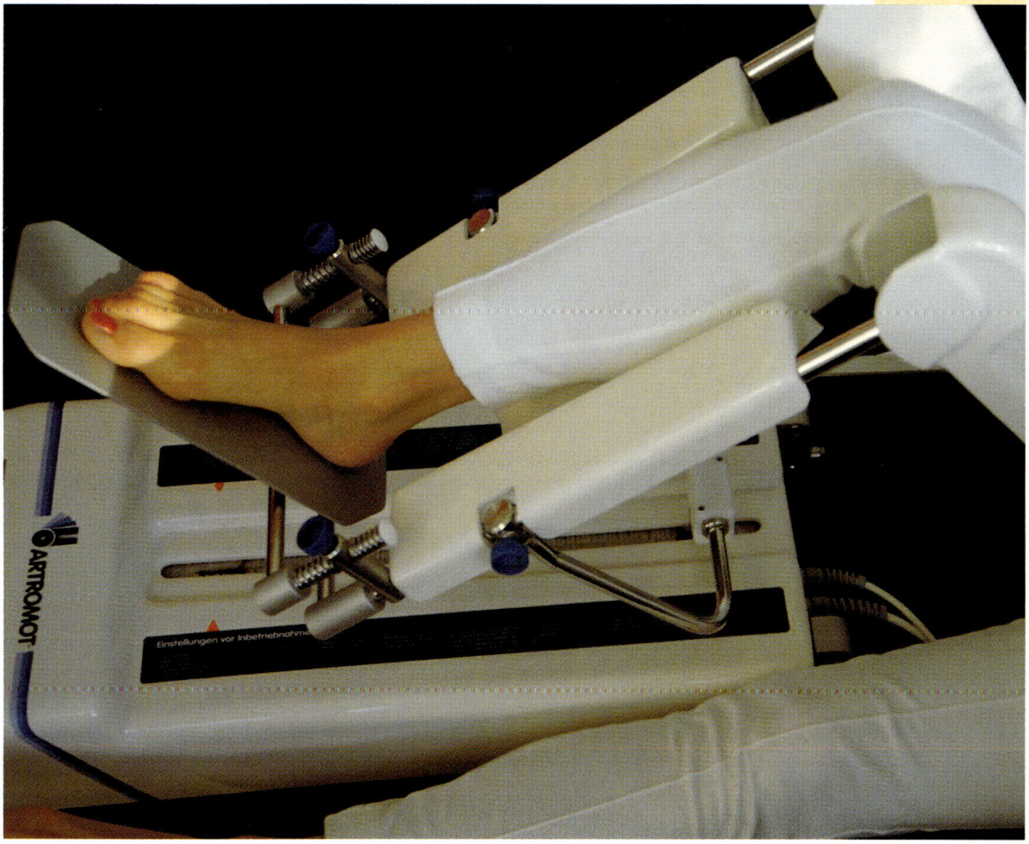

39) Damit die nachwachsenden Gewebe an der Oberfläche möglichst glatt werden, muß für mindestens vier Wochen eine motorisierte Bewegungsschiene benutzt werden

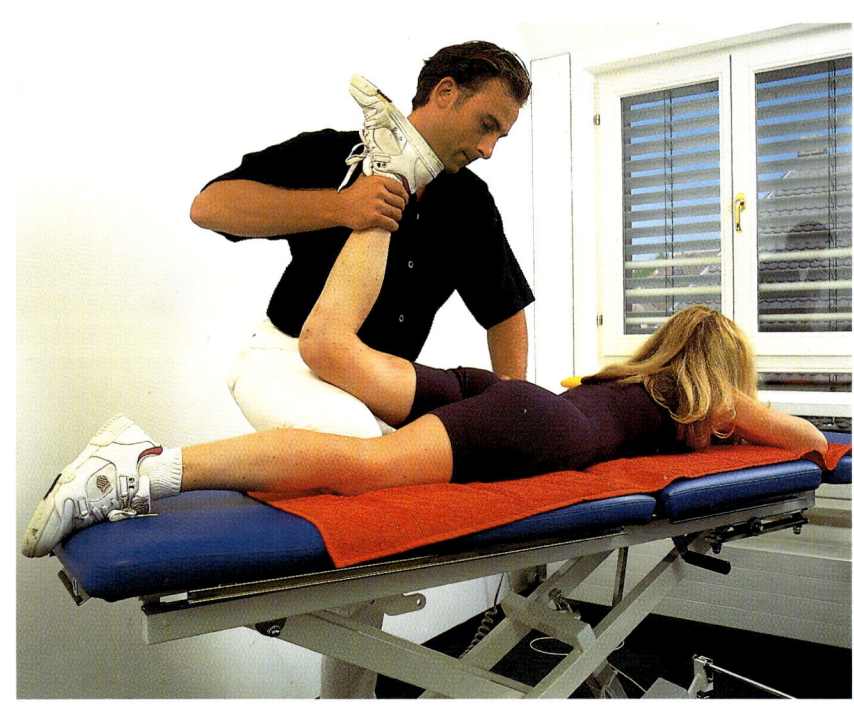

übungen (Abb. 40), isometrische Spannungsübungen (Abb. 41), aerobes Training (Abb. 42), Krafttraining (Abb. 43) und Krankengymnastik (Abb. 44).

Die Intensität der Übungsbehandlung richtet sich dabei vor allem nach den vorliegenden Knorpelschäden, und deshalb dauert diese Phase bei jedem Patienten unterschiedlich lang. In der Regel beträgt sie bei Abrasionspatienten ca. zwölf Wochen. Sie gilt als abgeschlossen, wenn das operierte Gelenk keinerlei

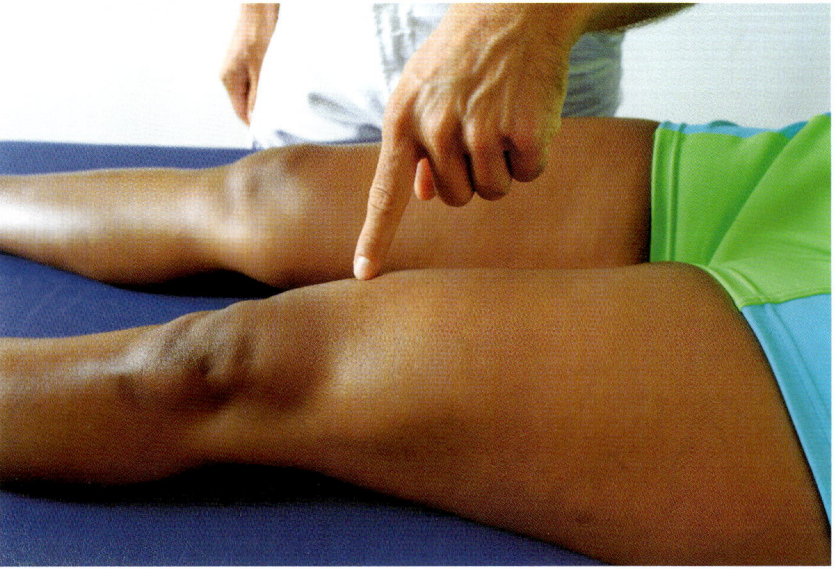

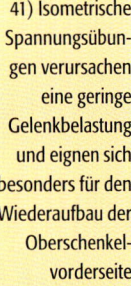

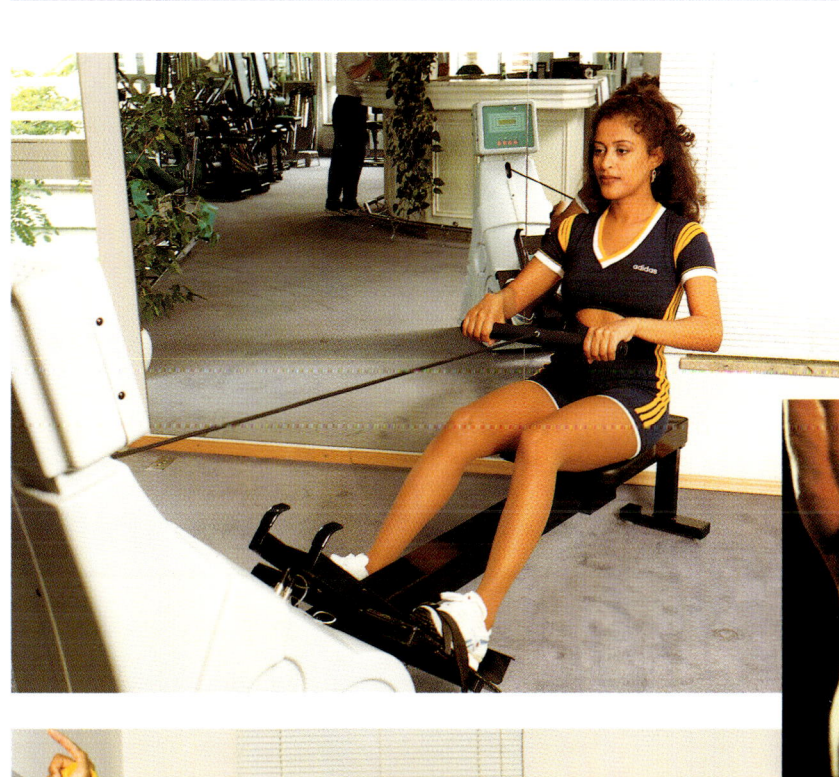

42) Mit Ausdauertraining verschafft man sich die nötige Kondition, um alle Gelenkbewegungen kontrolliert und damit auch koordiniert, d.h. mit geringer Verletzungsgefahr, ausführen zu können

43) Der Kraftaufbau dient der besseren Gelenkführung und hat damit vor allem eine stabilisierende Funktion

44) Die Krankengymnastik übt bestimmte Bewegungsmuster ein, die mit anderen Trainingsformen so nicht erworben werden könnten

Überwärmung mehr aufweist, und der volle Bewegungsspielraum, die volle Muskelkraft sowie die frühere Muskelausdauer wieder hergestellt sind.

Die grüne Phase :

Für den normalen Alltagsgebrauch ist in der grünen Phase das Gelenk wieder völlig hergestellt. Bei höheren Ansprüchen jedoch, wenn man z.B. das Knie wieder im Sport einsetzen will, genügt das bisher Erreichte nicht. Jetzt gilt es, Kraft, Koordination, Ausdauer und Agilität (Abb. 45) wieder soweit aufzubauen, daß das sportspezifische Training ohne Gefährdung aufgenommen werden kann. Um dieses Ziel zu erreichen, müssen bestimmte Drills durchlaufen werden. Mit diesem Training wird versucht, die Lücke zwischen dem Abschluß der Rehabilitation und der Wiederaufnahme der aktiven Sportausübung so klein wie möglich zu halten.

Die Länge der einzelnen Phasen ist großen Schwankungen unterworfen. Vermeiden Sie es, sich mit anderen Patienten zu vergleichen. Deren Probleme liegen in der Regel anders als bei Ihnen, sowohl hinsichtlich der Gelenksituation als auch in Bezug auf das individuelle Regenerationspotential. Hauptursache für einen mangelnden Fortschritt der Heilung ist Ungeduld: Der Patient trainiert ungeeignete Übungen, ohne Warnsignale wie Überwärmung, Völlegefühl, Schwellung und Schmerz zu beachten. In einem solchen Falle bleibt ihm nichts anderes übrig, als zu den Maßnahmen der roten Phase zurückzukehren und gelassen das

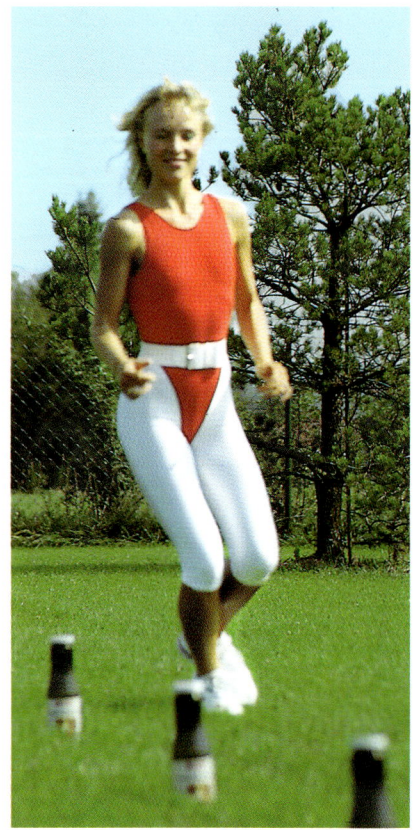

Abklingen des Reizzustandes abzuwarten. In einem solchen Stadium würden die Muskeln auf die Anregung des Trainings ohnehin nicht ansprechen, so daß die Fortsetzung der Übungen unsinnig wäre, mehr noch, zu zusätzlichen Schäden an den Knorpelflächen führen könnte.

WIE WICHTIG IST DIE NACHBEHANDLUNG?

Sie haben alle sicher schon von den berühmten 50% gehört, die die Nachbehandlung neben der Operation im Erreichen des Gesamterfolgs ausmachen soll. Ob es sich nun wirklich um 50% oder um andere Zahlen handelt, spielt letztlich nicht die ent-

45) Bewährte Übungen für den Aufbau der Koordination und Agilität sind Rückwärts-, Seitwärts- und Zickzack-Läufe

scheidende Rolle. Aber klar wird hier auf jeden Fall, daß der Nachbehandlung (Rehabilitation) eine entscheidende Bedeutung zukommt.

Man beginnt nach einem Eingriff natürlich immer zunächst mit beruhigenden, d.h. entreizenden, Maßnahmen, um dann je nach Heilungsfortschritt auch aktive Übungsformen in das Programm aufzunehmen bis hin zu Vollbelastung. Auf diesem Weg darf das Ziel der Reparation natürlich nie aus den Augen verloren werden.

Physikalische Therapie:
Maßnahmen der physikalischen Therapie sind sowohl in der roten als auch in der gelben Phase von

großer Wichtigkeit. Zur Abschwellung und Entreizung des Gelenks wird hierbei neben der Hochlagerung und der Eistherapie die sog. Iontophorese (Abb. 46) mit Erfolg angewendet. Das Prinzip der Iontophorese besteht darin, durch Anlage eines galvanischen Stroms bestimmte polarisierende Substanzen in aufgetragenen Salben zum tiefen Eindringen in das Gelenk zu bringen. Durch die Anwendung derartiger Methoden kann der Entreizungsvorgang deutlich beschleunigt werden.

Nach größeren Kniegelenkseingriffen geht oft die muskuläre Kontrolle über das Gelenk teilweise verloren. Mit Hilfe spezieller Stromfor-

46) Die Iontophorese funktioniert ähnlich wie die Galvanisation, d.h. durch das Anlegen eines galvanischen Stroms werden Medikamente in das Gelenk transportiert und können so vor Ort ihre Wirkung voll entfalten

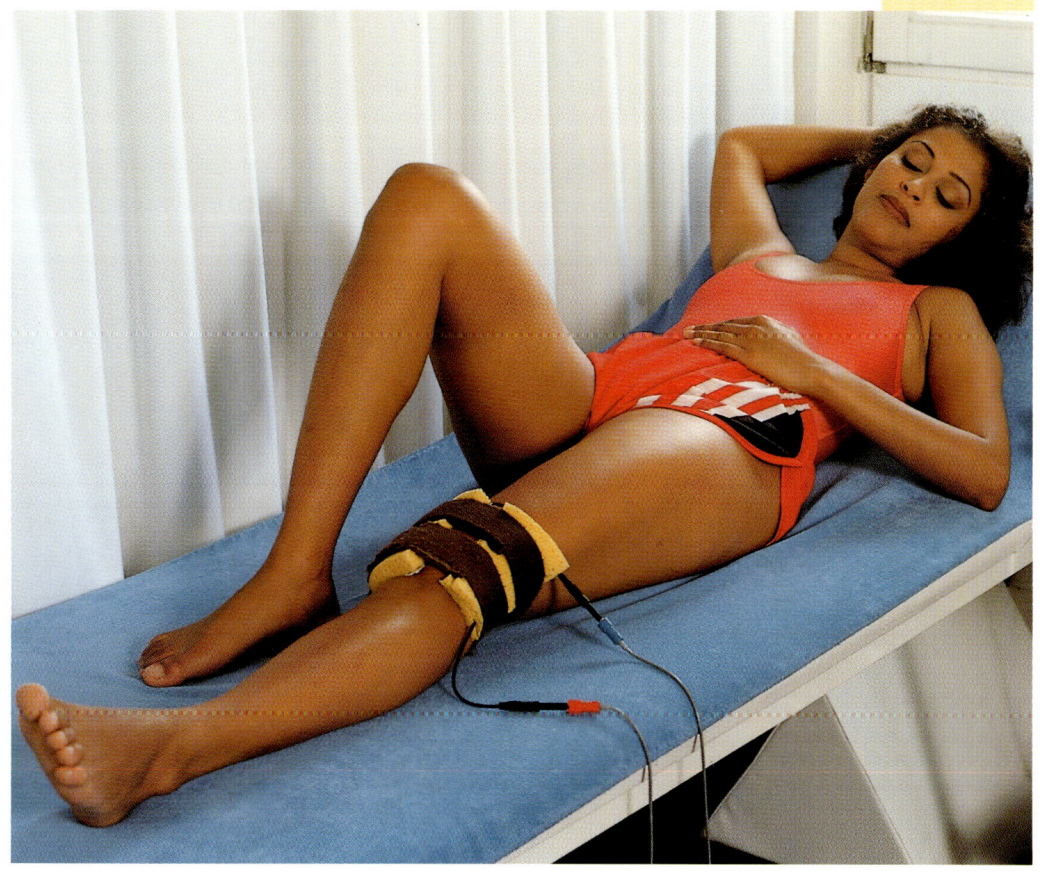

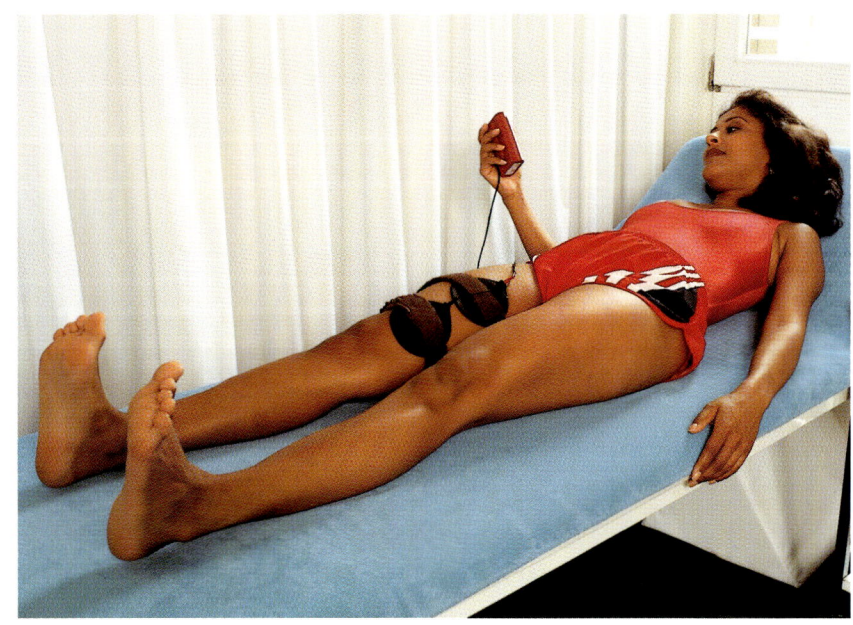

47) Das Ausmaß des Muskelschwundes nach einer Operation kann durch elektrische Muskelreizung klein gehalten werden, was die Rehabilitation deutlich beschleunigt

men können die Oberschenkelmuskeln elektrisch stimuliert (Abb. 47) werden, wodurch sie nicht nur an Masse und Kraft gewinnen, sondern auch wieder funktioneller einsatzfähig sind.

Nach Knorpelshaving und Knochenabrasion hat sich der Einsatz der Magnetfeldtherapie (Abb. 48) bewährt, wodurch sich die Ausbildung der faserknorpeligen Ersatzgewebe deutlich verbessert und auch Knochenumbaustörungen positiv beeinflußt werden.

Generell hat sich nach schweren Operationen sowohl die manuelle als

48) Bei bestimmten Krankheiten, z.B. Osteonekrosen (umschriebener Knochenuntergang), hat sich die Magnetfeldtherapie sehr bewährt

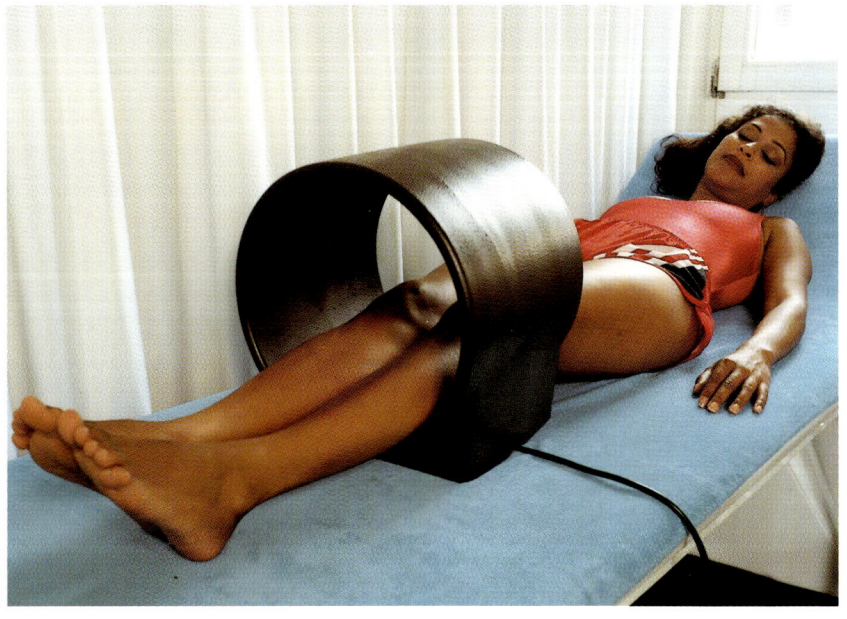

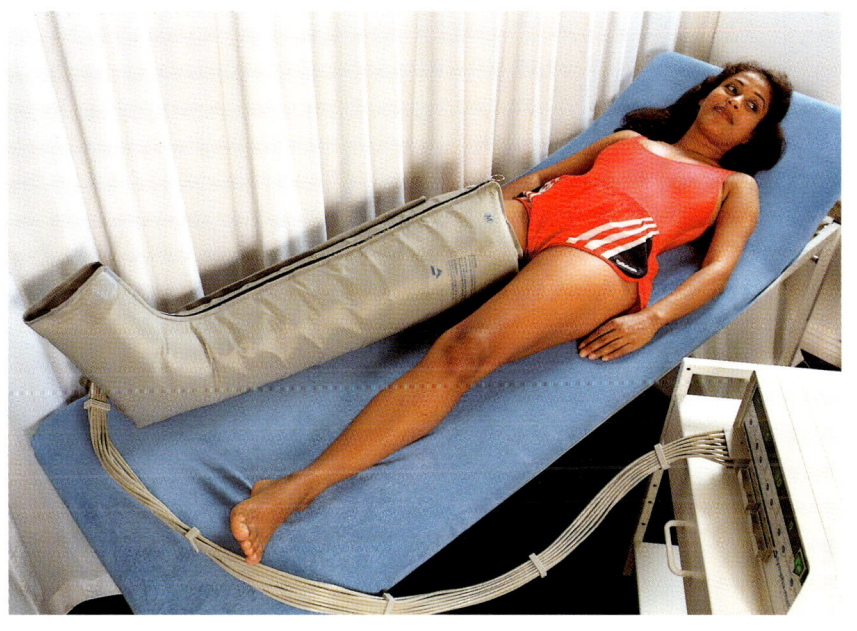

49) Größere Operationen, vor allem Schnittoperationen, führen oft zu einem Lymphstau, der durch die Lymphdrainage beseitigt wird, was wiederum den Gewebsstoffwechsel verbessert

auch die computergesteuerte Lymphdrainage (Abb. 49) bewährt, die schließlich ein wichtiges Moment in der Thromboseprophylaxe darstellt.

Dehnungsbehandlung:

Nach einem operativen Eingriff kommt es nicht nur im Bereich des Gelenks selbst, sondern auch an weiteren Muskeln und Sehnen des operierten Beines zu Verkürzungen. Diese Verkürzungen müssen durch das Training spezieller Dehnungsübungen (Abb. 50) wieder ausgeglichen werden. Hierzu werden neurophysiologische Techniken angewendet,

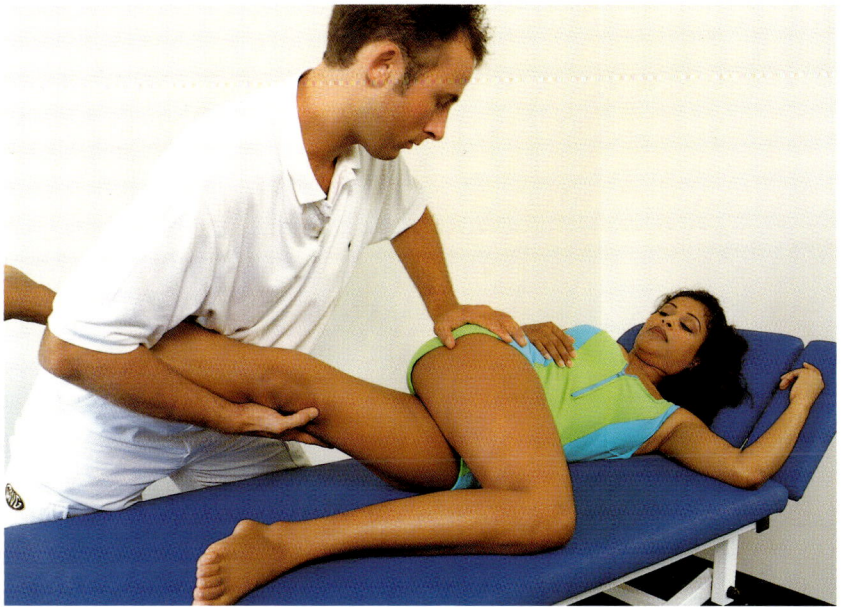

50) Die Übungen, die auf neurophysiologischen Gesetzen aufbauen, gehen in ihrer Wirkung weit über die Stretching-Übungen hinaus, die der Patient selbst durchführen kann

die zur Verbesserung der Dehnung wechselweise die Spannung und Entspannung aktiv und passiv einsetzen. Dabei ist es wichtig, daß die angrenzenden Gelenke, also die Hüfte und das Sprunggelenk, in das Dehnungsprogramm miteinbezogen werden. Sowohl die vordere als auch die hintere Muskel- und Sehnenkette müssen ihre normale Dehnbarkeit wiedergewinnen. Dies ist nicht nur elementar für die Verletzungsprophylaxe, sondern auch für die Beseitigung etwaiger Restbeschwerden im Gelenkbereich, wie sie z.B. beim Patellaspitzensyndrom (Schmerzen am unteren Ende der Kniescheibe) beobachtet werden, wichtig.

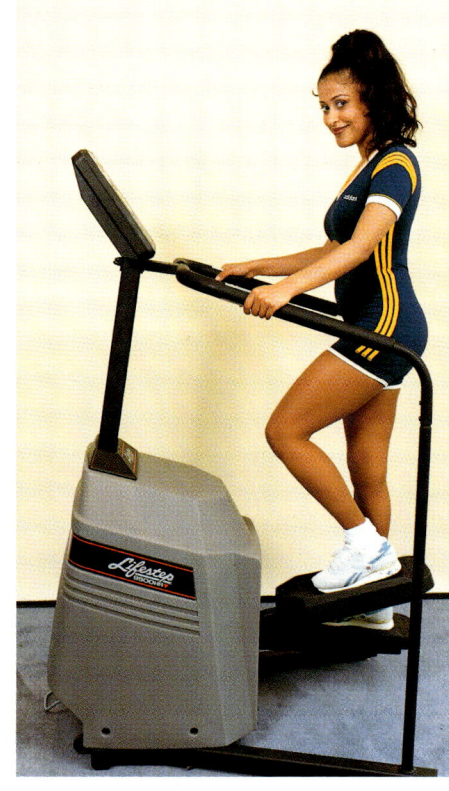

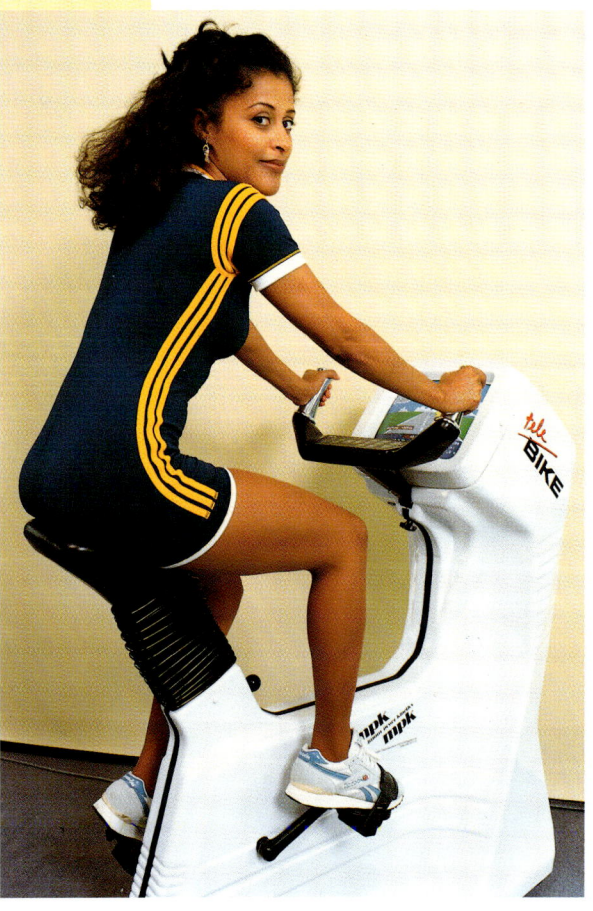

Isometrie:

Bei einer isometrischen Übung spannt man den betreffenden Muskel an, ohne daß es dabei zu einer Gelenkbewegung kommt. Im Falle eines operierten Kniegelenks sind vor allem Übungen der Oberschenkelvorderseite (Quadrizeps) und der Oberschenkelrückseite (ischiocrurale Muskeln) wichtig.

Die isometrische Anspannung des Quadrizeps kann man entweder im Liegen oder im Sitzen durchführen. Dabei wird die Ferse von der Unterlage abgehoben, indem der Fuß kopfwärts angezogen wird, wobei das Kniegelenk fest auf den Boden drückt.

So spannt sich die Vorderseite des Unterschenkels stark an.

Zum isometrischen Training der hinteren Oberschenkelmuskulatur

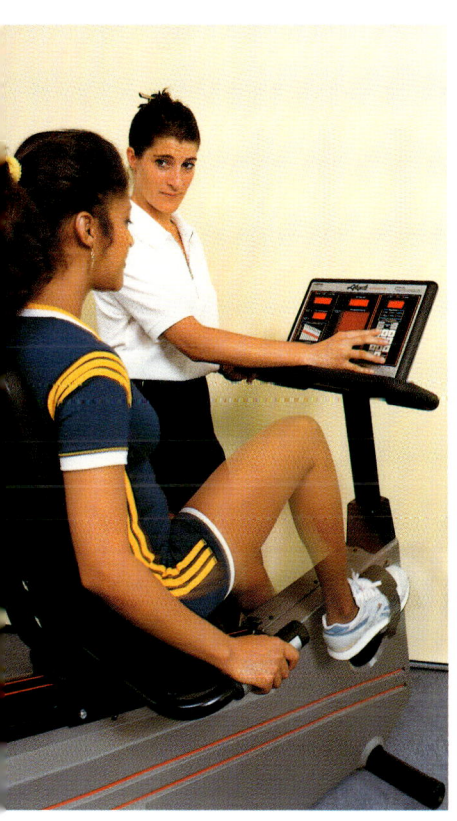

Ausdauertraining:

Eine Trainingsform ist dann als Ausdauertraining geeignet, wenn über eine Dauer von mindestens 30 Minuten ein Belastungspuls von 180 minus Lebensalter aufrecht erhalten wird. Diese Forderung kann unter Einsatz der verschiedensten Gerätschaften, aber auch durch Gehen, Laufen, Schwimmen oder Wandern erfüllt werden.

Nach Knieoperationen empfiehlt es sich, das Ausdauertraining auf entsprechenden Geräten durchzuführen, da dort konstante Bedingungen bestehen, und die Geräteauswahl (Abb. 51) durch den Therapeuten je nach Gelenkproblem vor-

51) Welche der aeroben Trainingsgeräte beim jeweiligen Patienten zum Einsatz kommen, hängt vom Problem ab, und auch die Intensität des Trainings muß fein auf die Situation abgestimmt sein

eignet sich besonders das Hineinpressen der Ferse in die Unterlage, auf der man sitzt oder liegt, wobei das Knie etwa 30 Grad gebeugt sein sollte.

Eine andere einfache Übung zum isometrischen Training sowohl der Oberschenkelvorder- als auch der Oberschenkelrückseite besteht darin, im Sitzen bei etwa rechtwinklig gebeugten Kniegelenken mit der Ferse des einen Beines das Sprunggelenk des anderen zu berühren, um dann mit dem einen Bein nach hinten und dem anderen nach vorne zu drücken.

Isometrische Spannungsübungen sollten in der Regel ca. 15 Sekunden lang mit maximaler Kraftanstrengung ausgeführt werden, jeweils etwa fünfmal täglich zu zehn Sätzen.

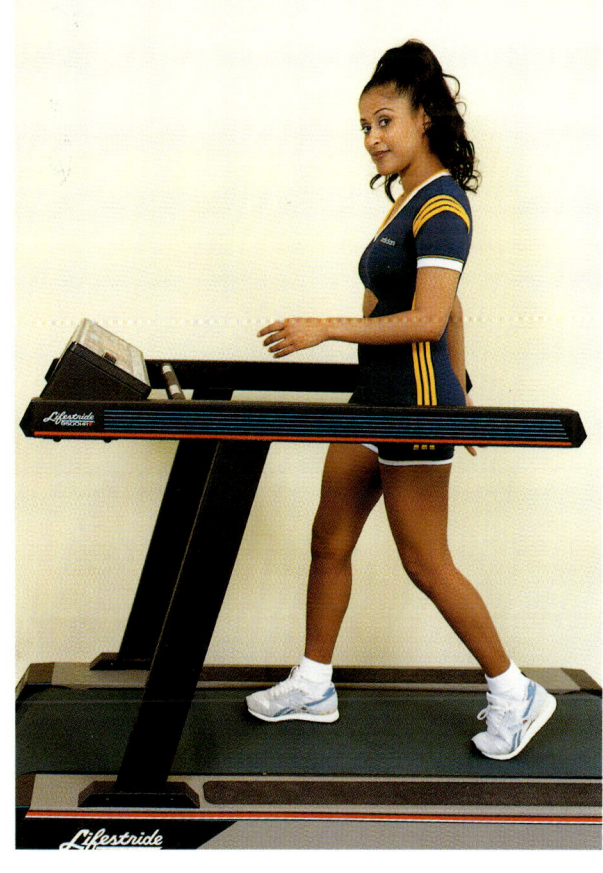

DAS RADFAHREN
STELLT FÜR KNIE-
GELENKSPROBLEME
ODER NACH KNIE-
OPERATIONEN EINE
IDEALE BEWE-
GUNGSFORM DAR

genommen werden kann. Geeignet hierfür sind: das Standfahrrad (am besten mit Computersteuerung), das Laufband im Gehmodus, Rudergeräte, Treppensteiggeräte und der Skilanglauftrainer. Das Radfahren stellt für Kniegelenksprobleme oder nach Knieoperationen eine ideale Bewegungsform dar. Zum einen wird das Körpergewicht durch den Sattel weitgehend aufgefangen, und zum anderen kann die Belastungsintensität – am Ergometer durch die Vorgabe und beim Radfahren durch die Gangschaltung – fein abgestimmt werden.

So ist der Bewegungsablauf gut geführt und eine Verletzungsgefahr besteht praktisch nicht.

Dennoch kann es in bestimmten Phasen der Nachbehandlung zu Reizzuständen kommen. Deshalb ist es beim Radfahren wichtig, auf die Gelenkreaktion zu achten. Beim Auftreten von Überwärmungen, Schwellungen oder gar Schmerzen muß entweder die Belastung reduziert oder die Übung unterbrochen werden.

Bei der Einstellung der Belastungsintensität ist natürlich neben der Gelenksituation auch der Zustand des Herz-Kreislaufsystems des Patienten zu beachten. Sobald diesem schwindelig wird und es zu unregelmäßigem Herzschlag oder übermäßiger Atemnot kommt, sollte die Übung ab-

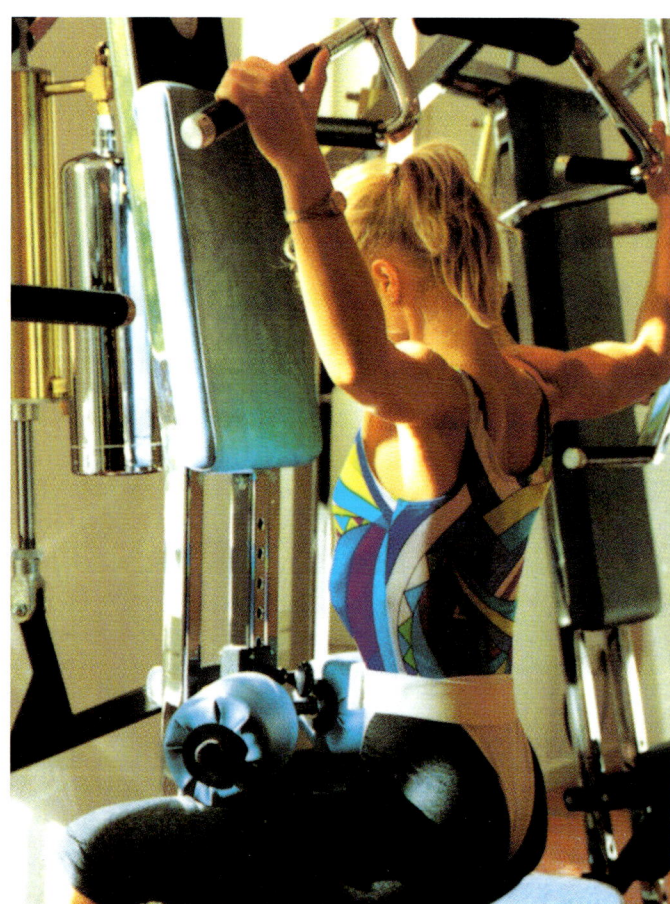

52) Der Mensch besteht nicht nur aus dem Kniegelenk. Der ganzheitliche Ansatz bezieht den gesamten »übrigen Körper« in das Behandlungskonzept mit ein

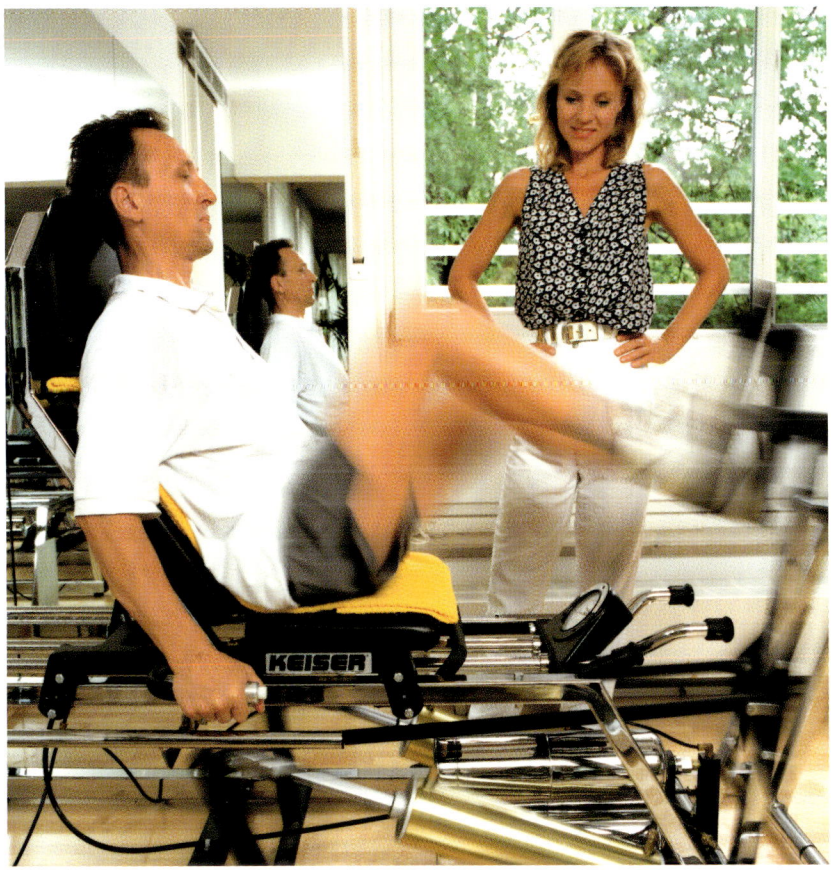

gebrochen und der behandelnde Arzt konsultiert werden.

Muskeltraining:

Wichtig ist es, zunächst zu erkennen, daß der Körper eine Einheit darstellt, weshalb man das operierte Bein auch nicht isoliert betrachten darf. Es ist eingebettet in eine Reihe von Funktionsketten, die auch nervlich miteinander verbunden sind. So ist seit langem die sogenannte konsensuelle Trainingswirkung bekannt, bei der Resultate auch am untrainierten Bein nachweisbar sind. Aus diesen und anderen Gründen vertreten wir die Philosophie, daß der »Restkörper« (Abb. 52), der ja durch die Knieoperation nicht beeinträchtigt

ist, von Anfang an trainiert werden soll. Je nach Fortschreiten der Knieheilung wird dann nach und nach das operierte Bein in das Trainingsprogramm einbezogen. Darüber hinaus stellt dieser Behandlungsansatz auch eine ideale Thromboseprophylaxe dar.

Zum isolierten Aufbau von Vorder- und Rückseite des Oberschenkels sowie der Wadenmuskulatur gibt es diverse Trainingsgeräte. Dabei sollte die Beinstreckmaschine bei Patienten mit Knorpelschäden im Kniescheibengelenk und nach Kreuzbandoperationen nicht benutzt werden. In solchen Fällen ist es besser, mit der sogenannten Beinpresse (Abb. 53) oder ähnlichen

Geräten zu arbeiten. Sofern durch das Vorliegen bestimmter Gelenkschäden nichts anderes vorgeschrieben ist, sollte man beim Krafttraining an den entsprechenden Maschinen die Belastungshöhe so einstellen, daß etwa 15 bis 20 Wiederholungen ohne Unterbrechung durchgeführt werden können. Schafft man nicht die ganze Übung, muß das Gewicht herabgesetzt, schafft man hingegen mehr Wiederholungen, heraufgesetzt werden. Jede Übung sollte in drei Sätzen ausgeführt werden, wobei die letzten beiden Wiederholungen recht mühsam sein sollten. Die Pausen zwischen den Sätzen sollten zwei Minuten nicht übersteigen.

Bei Knorpelproblemen darf man nach einem solchen Programm natürlich erst trainieren, wenn die reparativen Vorgänge als abgeschlossen gelten und keinerlei Reizzustand im Gelenk vorhanden ist.

Wichtig ist natürlich auch das gute Aufwärmen des Körpers vor dem Übungsbeginn sowie die Durchführung des ersten Satzes mit sehr geringen Gewichten, damit die Übungsabläufe gewissermaßen in Fleisch und Blut übergehen können.

Darüber hinaus sollte jeweils vor und nach jeder Übung eine Dehnung des jeweils trainierten Muskels stattfinden. Bei diesen Dehnungsübungen muß jegliche ruckartige Bewegung vermieden werden, da dies nicht nur unproduktiv ist, sondern auch zu Verletzungen der Muskulatur bzw. der Sehnen führen kann.

Nach Abschluß des Trainings ist es entscheidend, das Kniegelenk, über welches ja sämtliche Trainings-

reize laufen, wieder auf Normaltemperatur zu bringen. Hierzu dient die physikalische Therapie mit Eisanwendung und Iontophorese. Das Motto muß lauten: Wir wollen den Muskel »ärgern«, nicht das Knie!

Krankengymnastik:
Die Krankengymnastik im Bereich des Kniegelenks verfolgt im wesentlichen drei Ziele:
1. Die Mobilisation
2. Die Stabilisation
3. Die Koordination
Ziel der mobilisierenden Übungsbehandlung ist es, das normale Bewegungsausmaß wieder herzustellen. Gleitschichten, Schleimbeutel und Gelenkaussackungen neigen nach Eingriffen zu Verkürzungen und Verklebungen und müssen zu ihrer normalen Entfaltbarkeit zurückgebracht werden.

Bei den stabilisierenden Übungen kommt es vor allem darauf an, den Muskelgebrauch koordiniert und gezielt auf das Kniegelenk im stabilisierenden Sinne einzusetzen. Nur durch einen entsprechend trainierten Muskelmantel ist das Gelenk wirklich geschützt. Dies ist ganz besonders wichtig, wenn bereits Schäden an den Knorpelflächen vorliegen.

Die Koordination wird vor allem durch neurophysiologische Behandlungsmethoden verbessert, wobei hier Gangbild, Gleichgewicht und Agilität als Therapieziele im Vordergrund stehen.

Rückkehr zum Sport:
Die Wiedererlangen von Schnelligkeit und Geschicklichkeit des Knies,

wie sie bei fast allen Ballspielen benötigt werden, erfordert die Zwischenschaltung bestimmter Lauf- und Übungsformen. Bewährt haben sich dabei Balanceübungen auf einem Kreisel, das Laufen und Springen auf dem Trampolin (Abb. 54) sowie Seitwärts-, Vorwärts-, Rückwärts- und Zick-Zack-Läufe im Freien. So wird die Lücke zwischen der eigentli-chen Rehabilitation und der Wiederaufnahme des Sporttrainings geschlossen.

Es muß hier noch einmal betont werden, daß derartige Aktivitäten nur mit gesunden bzw. »reparierten« Gelenken durchgeführt werden dürfen. Inwieweit und ob solche Übungen auch bei gravierenden Gelenkproblemen durchgeführt werden

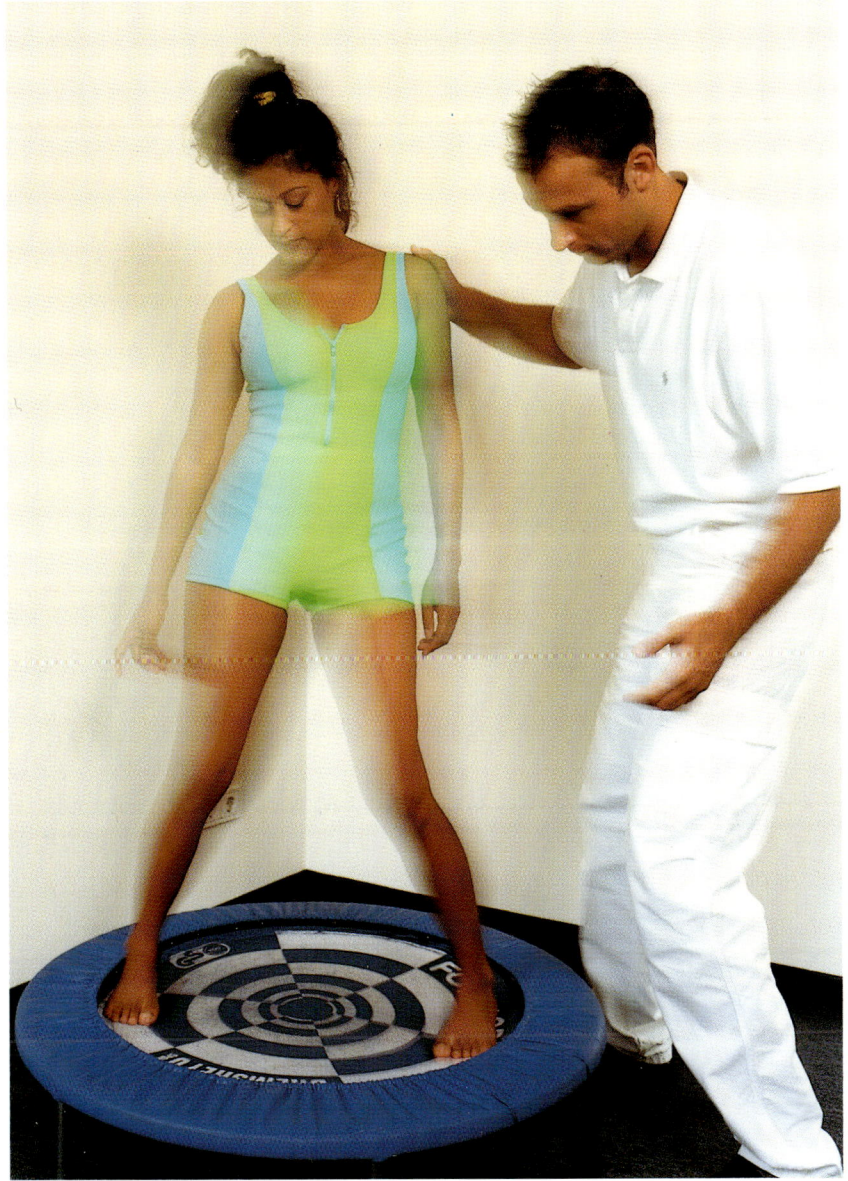

54) Die Arbeit auf dem Trampolin schult Koordination und reflexartige Ausgleich-bewegung besonders gut

dürfen, sollten Sie mit dem behandelnden Arzt oder beim Sportphysiotherapeuten besprechen.

Als Faustregel gilt, daß der Patient selbst am besten merkt, ab wann er wieder in der Lage ist, sportliche Aktivitäten aufzunehmen. Hierzu gehört natürlich eine gewisse Sensibilität gegenüber dem eigenen Körper, in diesem Falle gegenüber dem Kniegelenk. Dabei ist besonders auf Zeichen von Schwellneigung, Überwärmung, Völle- oder Steifigkeitsgefühl zu achten. Oft stellen sich diese Phänomene auch erst nach der Bela-

stung, manchmal sogar mit einer Verzögerung von ein bis zwei Tagen ein. Sofern der Patient diese Warnsignale beachtet, kann er eigentlich im wesentlichen selbst einschätzen, wann er für die Wiederaufnahme des Sports bereit ist.

Testung:
Ein wichtiges Hilfsmittel zur Einschätzung der Gelenk- und Muskelfunktion ist der isokinetische Krafttest (Abb. 55). Mit diesem können die einzelnen Muskelgruppen isoliert geprüft werden, wobei aus den

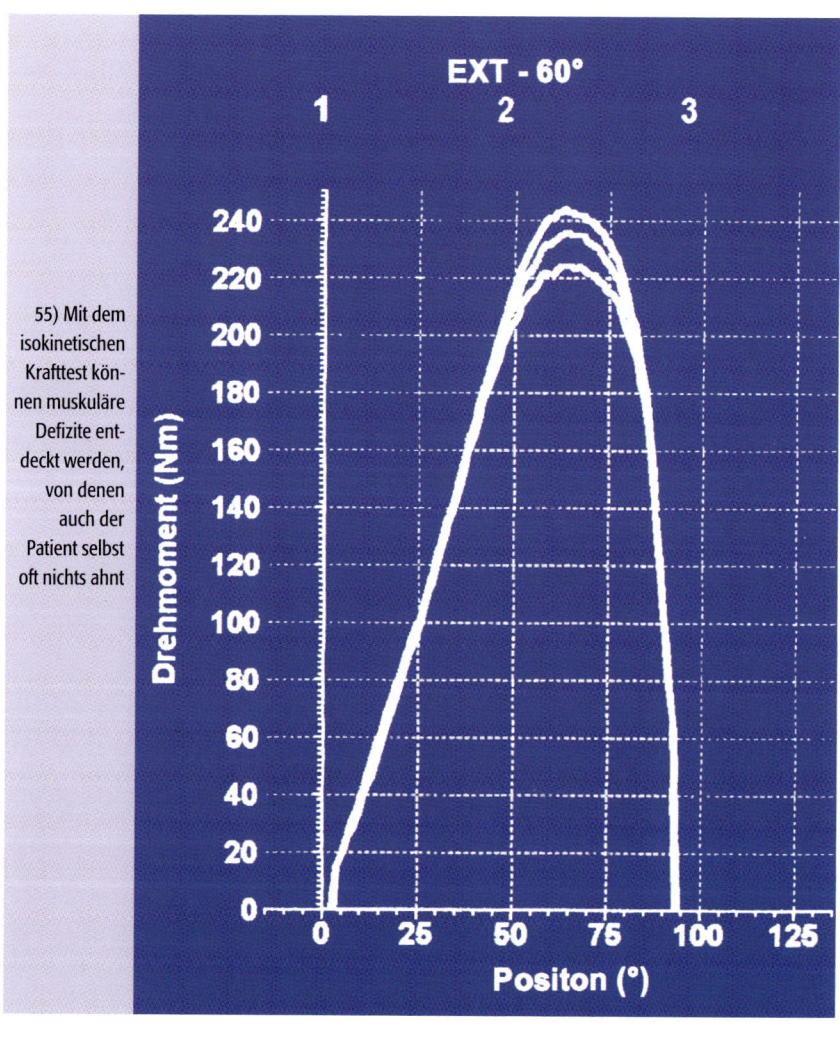

55) Mit dem isokinetischen Krafttest können muskuläre Defizite entdeckt werden, von denen auch der Patient selbst oft nichts ahnt

erreichten Werten ein Rückschluß auf den Trainingszustand der Muskulatur möglich ist. Durch den Kurvenverlauf selbst können Aussagen über Gelenkprobleme z.B. über vorhandene Knorpelschäden (Abb. 56) gemacht werden. Vor der Wiederaufnahme von sportlichen Aktivitäten empfiehlt sich daher, einen solchen isokinetischen Krafttest im Seitenvergleich durchführen zu lassen. Oft können damit Verletzungen, Abnutzungen und sonstige Defizite erkannt werden, die der Patient selbst nicht bemerkt hätte.

Es kann dann darauf aufbauend ein gezieltes Programm aufgestellt werden, um die noch vorhandenen Schwachstellen »auszubügeln«.

Zur Ermittlung der Stabilitätssituation des Gelenks hat sich der Einsatz elektronischer Stabilitätsmeßgeräte, hier das Knee Signature System – genannt KSS (Abb. 57) – bestens bewährt. Mit diesem Apparat können objektive Daten über die Bandfestigkeit des Gelenks gewonnen werden, was vor allem für die Verlaufskontrolle nach vorderen Kreuzbandoperationen wichtig ist.

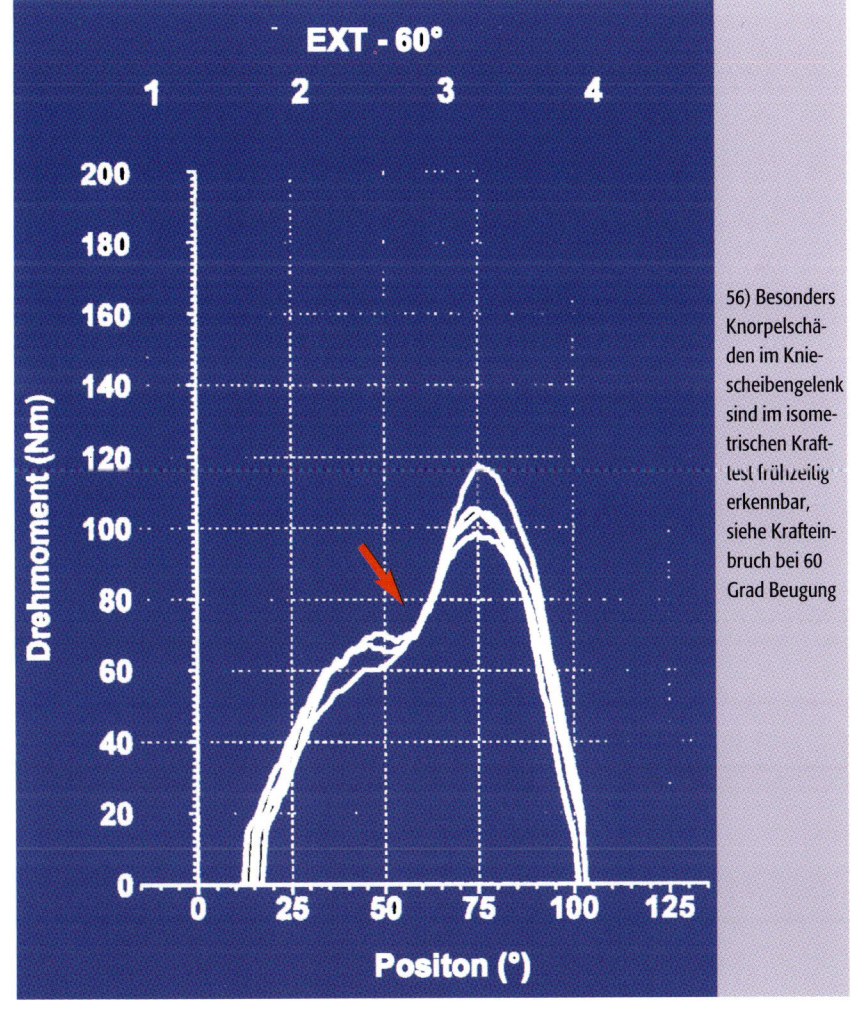

56) Besonders Knorpelschäden im Kniescheibengelenk sind im isometrischen Krafttest frühzeitig erkennbar, siehe Krafteinbruch bei 60 Grad Beugung

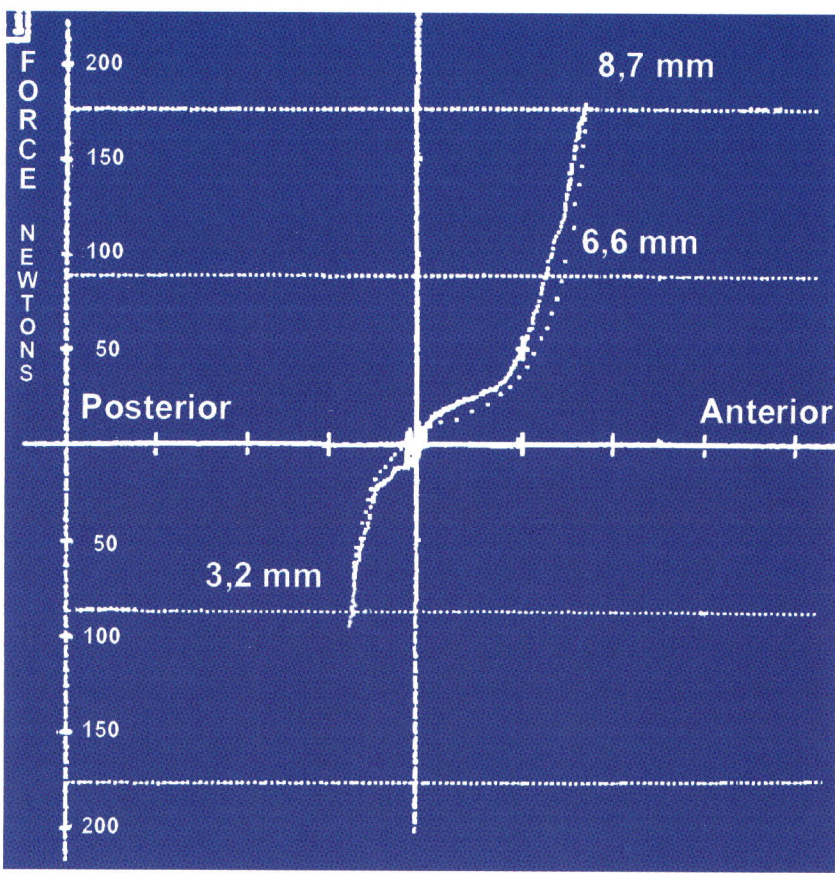

57) Die linke Kurve zeigt das Verhalten des gesunden Kniegelenks: Bei 20 Pounds Zug nach vorn läßt sich das Schienbein um 6 mm nach vorn herausziehen. Die rechte Kurve ist typisch für einen Riß des vorderen Kreuzbandes: Bei gleichem Zug läßt sich das Schienbein um 10 mm nach vorn herausziehen.

Um die Sporttauglichkeit nach Durchführung von Knochenabrasionen bzw. Behandlung größerer Knorpelschäden objektiv beurteilen zu können, ist auch eine Kontrollkernspintomographie (Abb. 58) sehr hilfreich. Bei dieser Untersuchung kann man sich ein genaues Bild über

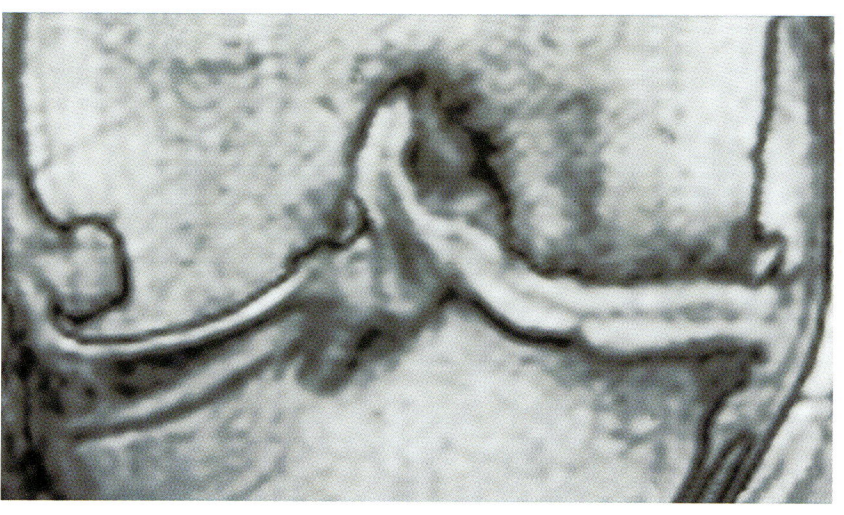

58) Für die Beurteilung des Erfolges einer Abrasion – sowohl hinsichtlich des Ersatzknorpels als auch des Knochens – ist die Kernspintomographie unerläßlich

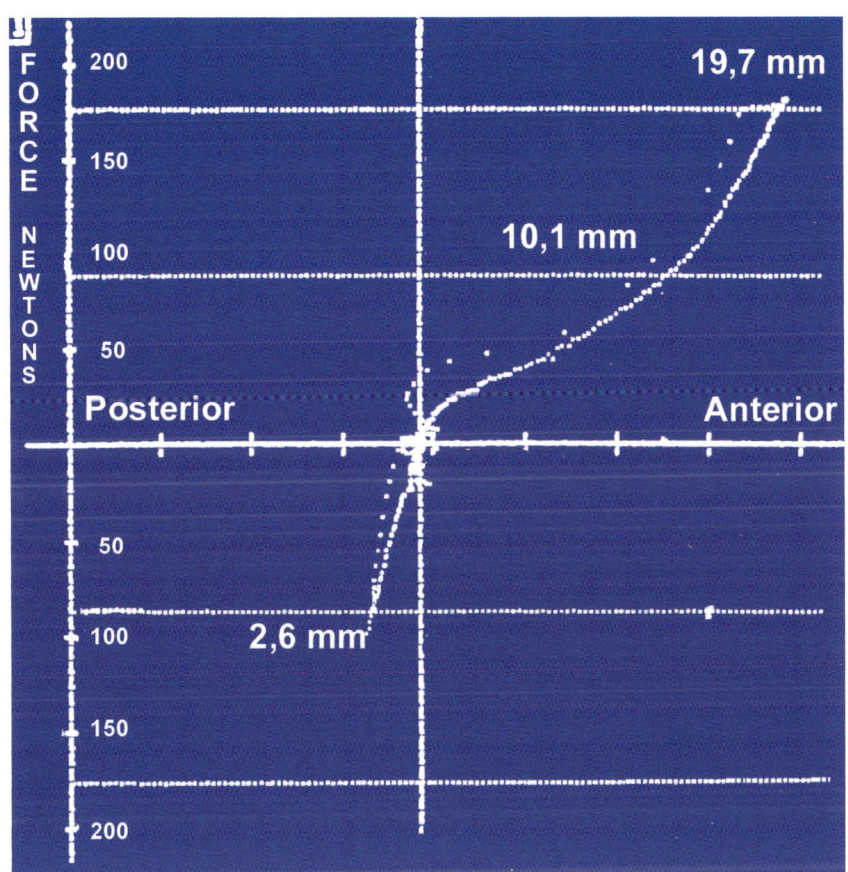

das Ausmaß der Knorpelreparation machen und so verhindern, daß der Patient bei seiner Rückkehr zum Sport von falschen Voraussetzungen ausgeht.

Aus dem Gesagten ergibt sich schon, daß bis zur »Freigabe« des Gelenks zum aktiven sportlichen Einsatz nach der Operation noch ein langer und teilweise dornenreicher Weg zurückzulegen ist. Nur wer bereit ist, diesen Weg geduldig bis zur objektiven Nachweisbarkeit des endgültigen Ziels mitzugehen, kann mit einem dauerhaften Erfolg rechnen. Schnelle Erfolge, wie sie in anderen Bereichen der Medizin durchaus nicht unüblich sind, bietet die Arthrose-Chirurgie leider nicht.

WIE KANN MAN SICH VOR ARTHROSE SCHÜTZEN?

Zunächst einmal liegt es auf der Hand, daß die bekannten Risikofaktoren für die Arthrose wie z.B. falsche Ernährung, Übergewicht, Alkoholmißbrauch, unvernünftiges Sportverhalten sowie Nichtbeachtung von Warnsymptomen so klein wie möglich zu halten sind. Hat man die Absicht, mit gesunden Gelenken alt zu werden, muß man sich auch über seine körperliche Fitneß ernsthaft Gedanken machen. Auf dieses Thema werden wir später noch genauer zurückkommen.

Die Funktion des Sports für Fitneß und allgemeines Wohlbefinden ist bestens bekannt. Diese positiven Wirkungen werden allerdings nur dann zum Tragen kommen, wenn man bestimmte Fehler vermeidet. Der gravierendste Fehler besteht in der Regel darin, bei der Sportausübung »über seine Verhältnisse zu leben«.

Besonders bei Schwächen der Kondition besteht die Gefahr einer schnellen Ermüdung mit unkoordinierten Bewegungsabläufen und Spitzenbelastungen für Knorpel, Bänder, Sehnen und Muskeln. Dabei muß es sich nicht immer um Unfälle im eigentlichen Sinne handeln. Auch sogenannte Mikrotraumen der genannten Strukturen können zu nicht wiedergutzumachenden Schäden führen. Ein Großteil der heute beobachteten Gelenkarthrosen hat eine solche Entstehungsgeschichte. Auch ist davor zu warnen, Bewegungsabläufe von Topathleten nachzuahmen, die z.B. in Fernsehsendungen auftreten (Abb. 59). Hierzu fehlen dem Freizeitsportler in der Regel alle Voraussetzungen hinsicht-

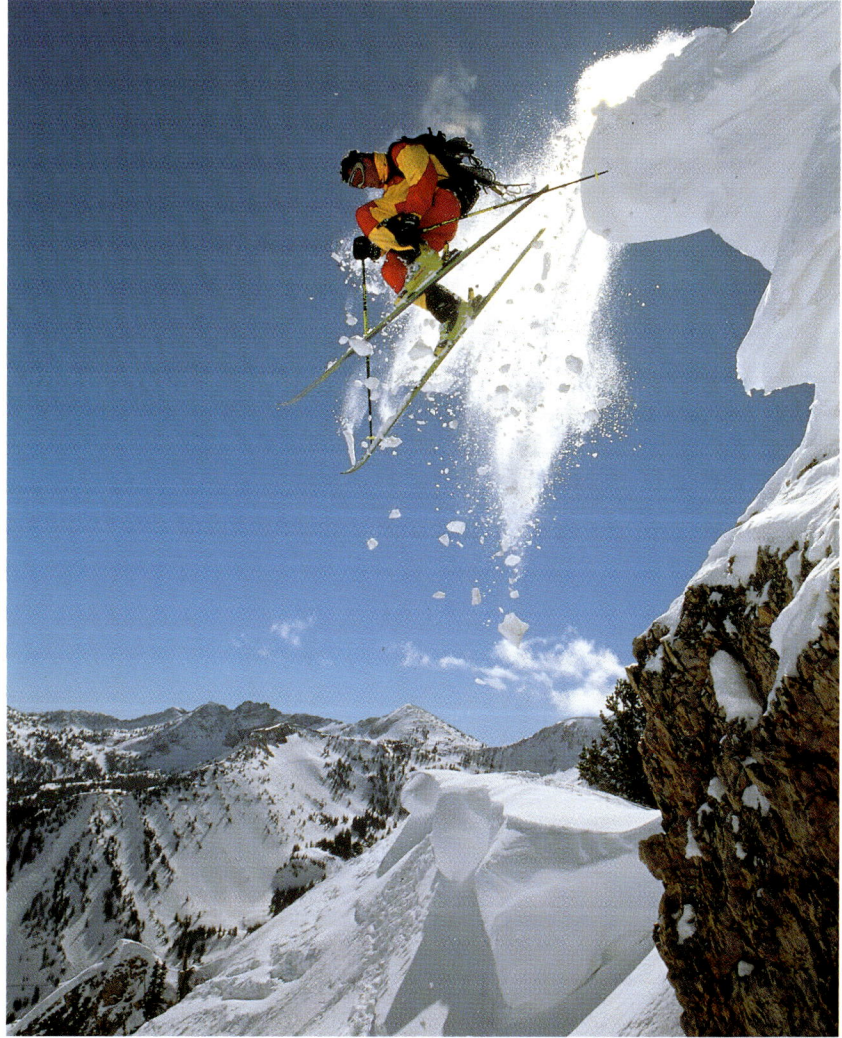

59) Vor Nachahmung, vor allem wenn es an der allgemeinen Fitneß fehlt, sei eindringlich gewarnt.

lich Kondition, Kraft, Ausdauer und Technik. Durch ein solches Verhalten werden Unfälle und vorzeitige Abnutzungserscheinungen geradezu herausgefordert.

Leider ist es bei Gelenkproblemen oft so, daß nicht etwa der Schmerz das erste Warnsignal darstellt, sondern leichte Überwärmungstendenzen, Völlegefühle und Steifheit nach längerem Sitzen bzw Anlaufprobleme der Gelenkfunktion nach einer Ruhepause. Diese diskreten Zeichen dürfen nicht übersehen werden. Wartet man erst auf den Schmerz als Indikator, daß bestimmte Verhaltensweisen korrigiert werden müssen, dann ist es oft schon zu spät!

In diesem Zusammenhang ist sowohl der Sportausübung selbst als auch dem Aufwärmtraining, dem sog. warm-up, besondere Aufmerksamkeit zu schenken. Nach einer Phase relativer Ruhe muß der Körper zunächst erst wieder in eine Leistungsbereitschaft gebracht werden. Hierzu gehört neben der mentalen Vorbereitung der entsprechenden Bewegungsformen vor allem das oben erwähnte Aufwärmtraining. Diese sollte die Dauer von 20 Minuten nicht unterschreiten und vor allem leicht, d.h. ohne wesentliche Anstrengung beginnen. Zur Durchführung eignen sich eine Reihe von Gymnastikformen, Gehen und Traben im Freien mit zunehmender Geschwindigkeit. Im Fitneßstudio sind zum Aufwärmtraining besonders zu empfehlen Rudern, Treppensteigen, Bergaufgehen auf dem Laufband oder Radfahren.

Genauso wichtig wie das warm-up ist allerdings auch das cool-down,

das geregelte »Herunterfahren« der Organsysteme bis hin zum Ruhestand. Hier haben sich Gehen, leichtes Traben oder lockeres Radfahren bewährt. Vorsicht ist hingegen angesagt, wenn man sich nach einer Leistung sofort zur Entspannung hinlegt – das kann für Herz und Kreislauf sogar gefährlich sein.

Ist die cool-down Phase abgeschlossen, was in der Regel ebenfalls nach 20 bis 30 Minuten der Fall ist, kann durch vorsichtiges Saunieren und eine lockere Massage eine deutliche Beschleunigung der Regenerationsvorgänge im Körper erzielt werden. Wenn möglich, sollte man die sportlichen Aktivitäten auch nicht unbedingt in die Abendstunden verlegen, um den Nachtschlaf nicht unnötig zu verkürzen oder zu stören.

Wichtig für den objektiven und subjektiven Erfolg nach arthroskopischen Kniegelenksoperationen, vor allem nach Gelenktoiletten mit Abrasionen, ist zunächst die Wahrnehmung der Realität und die Akzeptanz des wie auch immer gearteten Problems. Dabei hat Akzeptanz nichts mit Resignation zu tun, sondern bedeutet lediglich, daß man sich der gegebenen Einschränkung, die entweder nur zeitweilig oder aber auf Dauer besteht, stellt und diese in sein Lebensprogramm bewußt einbaut. Dabei dürfen Sie sich weder von den Medien, noch von Ihren Nachbarn, Vereinskameraden oder irgendwelchen anderen »Beratern« irremachen lassen. Leitlinie für das weitere Verhalten ist lediglich der objektive Zustand Ihres Gelenks und Ihr eigenes Gefühl. Wie sich ein ope-

riertes Gelenk künftig weiterent-
wickeln wird, kann man zum Zeitpunkt des Eingriffs nie mit letzter Si-
cherheit voraussagen.

Es ist deshalb notwendig, sich
nach bestimmten Ergebnissen von
Untersuchungen zu richten, zu denen z.B. die isokinetische Kraftte-
stung wie auch die Kernspintomographie gehören, um den künftigen
Belastungsgrad des Gelenks nicht
durch Ausprobieren herausfinden zu
müssen, was schmerzhafte Folgen
haben könnte. Dies ist nicht nur für
denjenigen wichtig, der sich vor einer Arthrose schützen möchte, sondern vor allem für jenen, der bereits
eine Arthroseoperation hinter sich
hat und nun dafür sorgen möchte, daß es nicht am gleichen Knie
zu einem erneuten Arthroseschub
kommt.

IST DIÄT SINNVOLL?

Über den Zusammenhang zwischen
Ernährung und Arthrose ist schon
viel geschrieben worden. Der Markt
ist überschwemmt mit Diätvorschlä-
gen und Anleitungen für gesündere
Ernährungsweisen. So sinnvoll diese
Versuche auch sind, sie scheitern in
der Praxis oft an der Unmöglichkeit,
diese Tips tatsächlich Tag für Tag
umzusetzen: Kantinenessen, Einla-
dungen bei Freunden, Restaurant-
besuche oder unregelmäßige Mahl-
zeiten auf Reisen machen die zaghaf-
ten Versuche, einen bestimmten
Essensplan einzuhalten, schnell wieder zunichte.

Außerdem hat sich inzwischen sicherlich herumgesprochen, daß Diä-

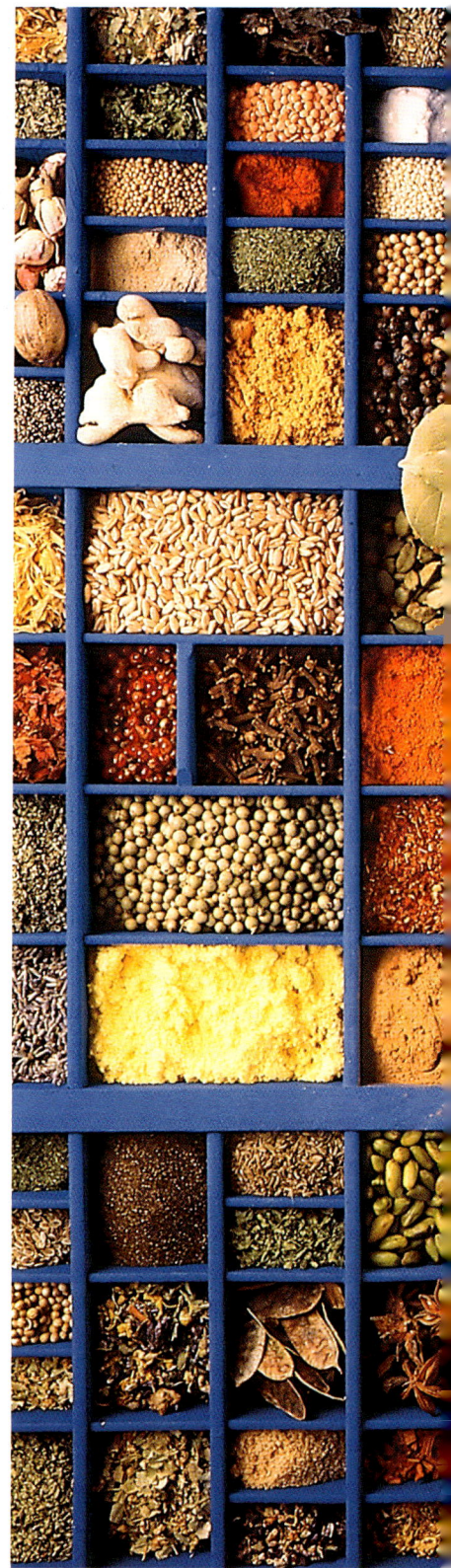

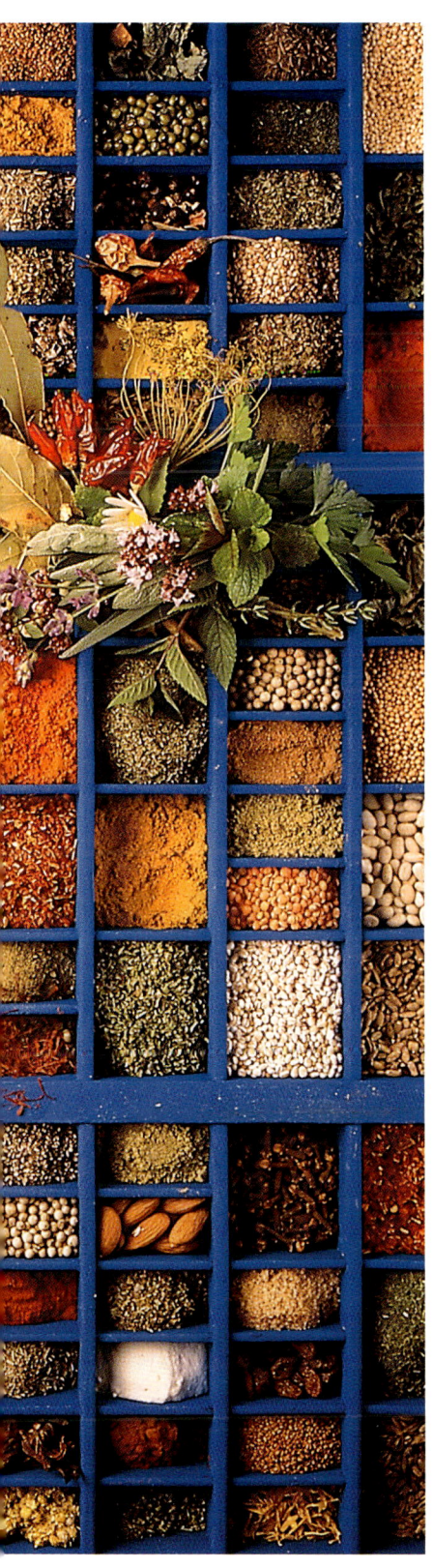

ten – langfristig betrachtet – meistens nicht viel bewirken, sondern im Gegenteil manchmal sogar einen Rebound-Effekt hervorrufen, d.h. einige Monate nach der Diät ist man in der Regel dicker und schwerer als je zuvor.

Wie kann man dennoch mit der Ernährung regulierend eingreifen?

Entscheidend ist zunächst einmal, daß die Kontrolle über die aufgenommene Nahrung zurückgewonnen wird. Dabei geht es nicht um »Erbsenzählerei«, sondern um die Beachtung einiger wichtiger Prinzipien. Einen wichtigen Punkt stellt hierbei die Verminderung der Fettzufuhr dar. Einerseits geben Fette den Speisen Geschmack und andererseits führen sie bei der Nahrungsaufnahme ein Sättigungsgefühl herbei. Beide Ziele lassen sich aber auch anders und ohne Gewichtszunahme erreichen:

Den Geschmack holt man sich durch die reichliche Zugabe einer großen Palette (es gibt noch mehr als Salz und Pfeffer!) von Gewürzen (Abb. 60), und das Sättigungsgefühl bringt die reichliche Einnahme von faserhaltiger Nahrung (Abb. 61), z.B. von Gemüse.

Die Bedeutung der Fasern in der Nahrung hat man erst in den 70er Jahren so richtig erkannt. Zu Beginn der Raumfahrt glaubte man noch, daß man Menschen über einen längeren Zeitraum quasi »aus der Tube« ernähren könnte. Dies hat sich jedoch als ein großer Irrtum herausgestellt. Zwar kommt den Fasern kein ernährungstechnischer Wert im ei-

60) Die meisten dieser Gewürze sind auch hierzulande erhältlich

DEN GESCHMACK HOLT MAN SICH DURCH DIE REICHLICHE ZUGABE EINER GROSSEN PALETTE VON GEWÜRZEN, UND DAS SÄTTIGUNGSGEFÜHL BRINGT DIE REICHLICHE EINNAHME VON FASERHALTIGER NAHRUNG

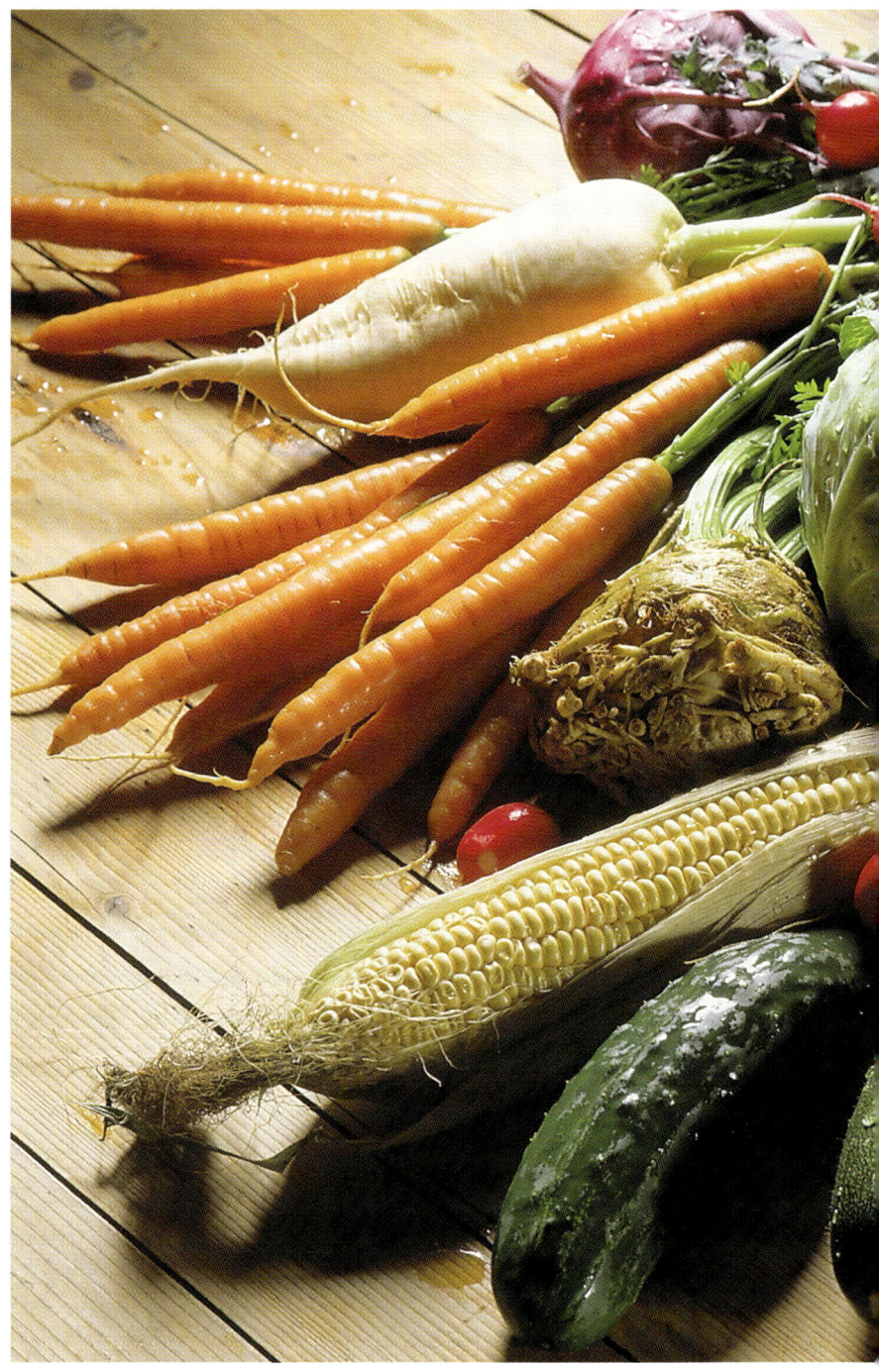

61) Gemüse stellt nicht nur eine der besten Faserquellen dar, sondern liefert auch noch reichlich Vitamine, Mineralien und Spurenelemente

gentlichen Sinne zu, aber sie beschleunigen die Darmpassage, da sie einerseits zur Quellung neigen und andererseits nicht von der Verdauung angegriffen werden. Somit sor-

gen diese Stoffe für eine harmonischere Aufnahme der Nahrungssubstanzen, vor allem aber dafür, daß weniger Giftstoffe (Toxine) über den Darm in das Blut gelangen können.

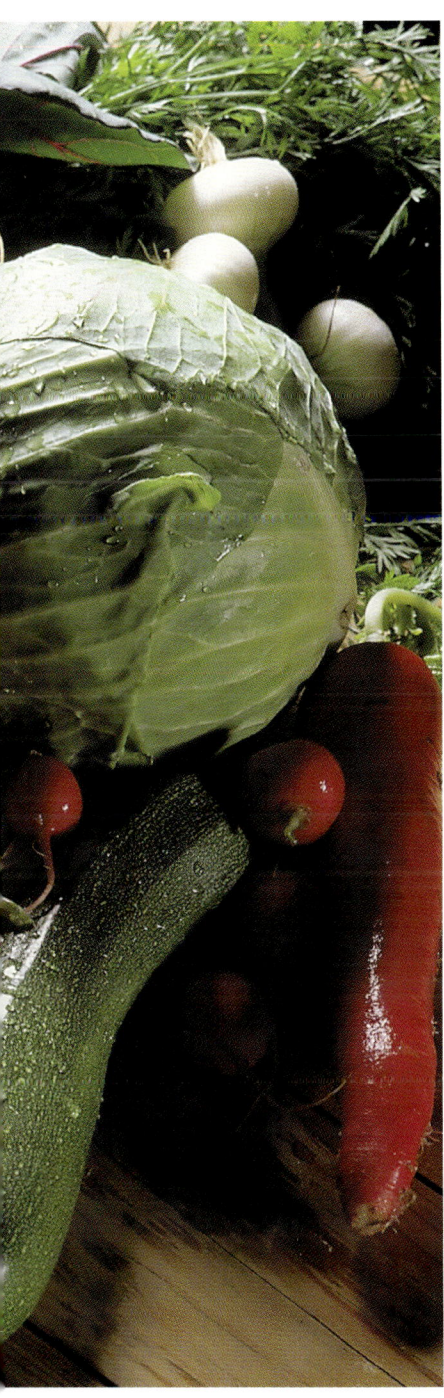

ist, zeigt sich daran, daß der Dickdarmkrebs, der in Europa und Nordamerika sehr weit verbreitet ist, dort fast unbekannt ist.

Was die Qualität der Fette betrifft, so haben Sie sicher auch schon von dem Unterschied zwischen den sog. gesättigten und ungesättigten Fettsäuren gehört und wissen, daß den ungesättigten Fettsäuren der Vorzug zu geben ist. Diese finden Sie vor allem in Fisch und Meeresfrüchten. Bei den Ölen sind die kaltgepreßten, vegetabilen, d.h. aus Pflanzen gewonnenen, Öle die besten, während z.B. der Kauf von Margarine zu vermeiden ist, da diese einen hohen Anteil gesättigter Fettsäuren enthalten. Der Anteil der Fette in der Nahrung sollte ca. 30% betragen.

Was die Kohlenhydrate betrifft, so wird Ihnen schon aufgefallen sein, daß sich in der Ernährung der Leistungssportler im Laufe der Zeit eine ganz andere Kost durchgesetzt hat als in den 60er und 70er Jahren, als man die Athleten noch mit Steaks vollpumpte. Man weiß heute, daß die Kohlenhydrate die entscheidende Energiezufuhr für unseren Körper darstellen und daß hier vor allem den komplexen Kohlenhydraten gegenüber den einfachen Zuckern der absolute Vorzug zu geben ist. Die komplexen Kohlenhydrate, wie man sie in Nudeln, Brot, Hülsenfrüchten und Ähnlichem findet, haben den Vorteil, die in ihnen steckende Energie langsam und geordnet an den Körper abzugeben. Der Anteil der Kohlenhydrate in der Nahrung sollte ca. 60% betragen.

Von Eiweißen hat man lange Zeit die falsche Vorstellung gehabt, daß

Die beschleunigte Darmpassage ist vor allem bei den Asiaten ausgeprägt, da man dort eine sehr ballaststoffreiche Kost zu sich nimmt. Und wie wichtig diese für die Gesundheit

man nur durch erhöhte Eiweißzufuhr Muskelmasse und damit auch Kraft aufbauen könne. Inzwischen hat man in transkulturellen Vergleichen, vor allem durch das Studium von Völkern, die so gut wie überhaupt kein tierisches Eiweiß zu sich nehmen, nachweisen können, daß dies nicht stimmt. Wichtig bei den Eiweißen ist die Zusammensetzung, und hier vor allem, was die sogenannten essentiellen Aminosäuren betrifft, d.h. jene Eiweißbestandteile, die der Körper nicht selbst produzieren kann. Die nicht-essentiellen Aminosäuren hingegen kann der Körper aus anderen Nahrungsbestandteilen selbst herstellen. Die schon seit vielen Jahren vertretene Empfehlung von etwa

1g Eiweiß pro Kilogramm Körpergewicht kann im Lichte neuerer Forschungsergebnisse immer noch aufrechterhalten werden, darf sogar leicht nach unten korrigiert werden.

Was die Mineralien angeht, so ist natürlich klar, daß die Grundmineralien in einer ausgewogenen Ernährung (aber wer hat die heute schon?) in ausreichender Menge vorhanden sind. Dennoch ist es bei sportlicher Belastung, bei bestimmten Störungen der Darmfunktion und auch bei Stoffwechselstörungen sinnvoll, gewisse Mineralien gezielt zuzuführen, wobei dies nicht in Form eines Selbstversuchs unternommen, sondern ein Arzt konsultiert werden sollte. Es gibt heutzuta-

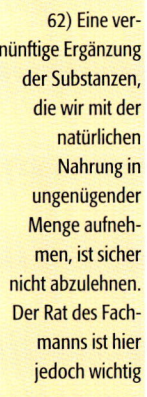

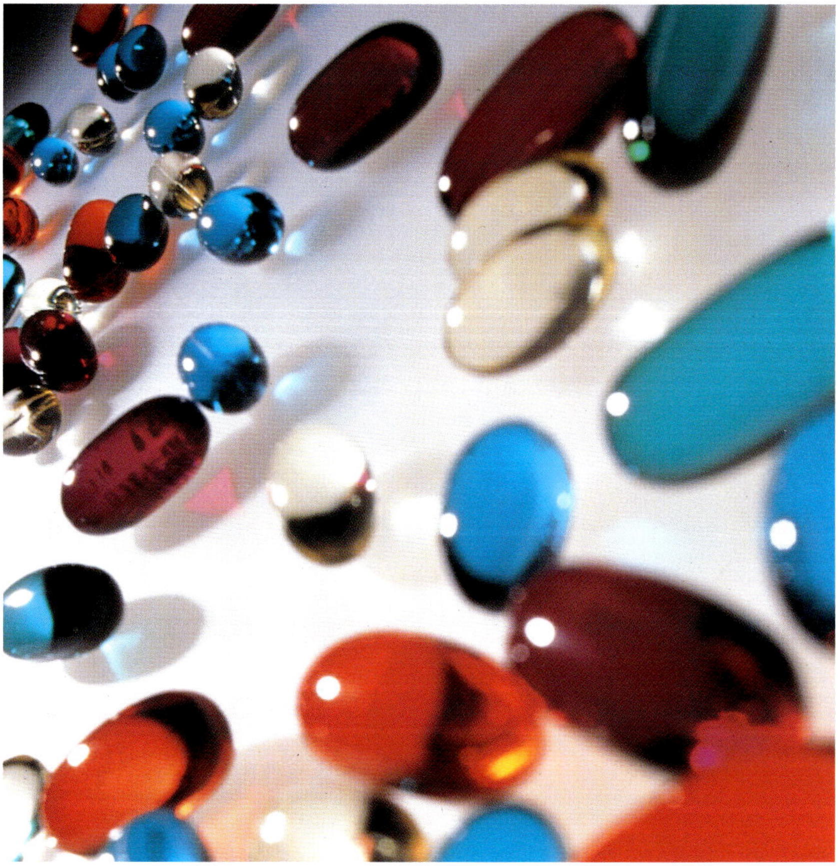

62) Eine vernünftige Ergänzung der Substanzen, die wir mit der natürlichen Nahrung in ungenügender Menge aufnehmen, ist sicher nicht abzulehnen. Der Rat des Fachmanns ist hier jedoch wichtig

ge ausgezeichnete Analysen, mit denen man die Mineralsituation im Körper sehr genau bestimmen kann, und so eine entsprechende Ersatzzufuhr sinnvoll aufgebaut werden kann. Das gleiche gilt auch für die Spurenelemente. Aber auch hier muß vor einer unkontrollierten Einnahme gewarnt werden. Zuerst sollte durch eine entsprechende Untersuchung festgestellt werden, ob tatsächlich ein Bedarf bzw. ein Mangel vorliegt.

Obgleich die Einnahme von Multivitaminpräparaten (Abb. 62) heute gang und gäbe ist, so stellt sich auch hier eine unkritische Einnahme derartiger Substanzen als ungesund heraus, da es bestimmte Vitamine gibt, so z.B. das Vitamin A, die in einer Überdosierung sogar giftig sein können. Bei einer zusätzlichen Vitaminzufuhr muß man sich vor allem an jene Vitamine halten, die bei den heutigen Konservierungs- und Zubereitungsverfahren unserer Lebensmittel am leichtesten zerstört werden. Dies gilt vor allem für die sog. wasserlöslichen Vitamine. Sie haben sicher auch schon von den »ausgelaugten Böden« gehört und können sich vorstellen, daß dieser Umstand und eine gewisse Umweltbelastung das Verhältnis der Vitamin-, Mineral- und Spurenelementaufnahme empfindlich stören. Zusätzlich kann es auch zu Schwierigkeiten bei der Verwertung dieser Substanzen im Körper selbst kommen. Es sei deshalb auch hier noch einmal empfohlen, für die verschiedensten Substanzen in Ihrem Körper einschließlich Schadstoffen aus der Umwelt zunächst entsprechende Analysen

durchführen zu lassen, die in Speziallabors erstellt werden. Erst aus diesen Befunden läßt sich eine wirklich sinnvolle Zufuhrstrategie ableiten.

Wenn man über Ernährung spricht, muß man auch über Flüssigkeit sprechen. Der Körper besteht zum überwiegenden Teil aus Wasser, welches für alle Zellen lebenswichtig ist. Einer ausreichenden Flüssigkeitszufuhr kommt deshalb für die Funktion sämtlicher Organsysteme größte Bedeutung zu. Aus diesem Grund muß täglich die Flüssigkeit, die wir über die Haut, die Lunge und Ausscheidungen über Harn und Stuhl verlieren, ersetzt werden. Hieraus ergibt sich eine empfohlene Trinkmenge von mindestens 1,5 Litern pro Tag.

Die zu geringe Flüssigkeitszufuhr ist eine der am häufigsten zu beobachtenden »Ernährungssünden«. Sie läßt sich leicht abstellen, sofern Sie die notwendigen Wassermengen geschmacklich etwas aufbereiten, ohne deswegen eine zusätzliche Kalorienzufuhr in Kauf nehmen zu müssen. Vermeiden Sie Getränke mit vielen Zusätzen wie z.B. Coca-Cola, Pepsi und Ähnliches. Schränken Sie den Alkoholkonsum auf maximal 2 Gläser Wein pro Tag (am besten einen guten Rotwein) ein, und trinken Sie nur gelegentlich »hard drinks«.

Aufgrund unserer modernen Lebensform ist nicht nur der Hunger kein zuverlässiger Ratgeber für die Nahrungsaufnahme, sondern auch der Durst kein sicheres Barometer mehr für die Flüssigkeitsaufnahme.

Mit dem gewissen Degenerationszustand, den wir als Zivilisationsmenschen jetzt erlangt haben, müs-

OBGLEICH DIE EINNAHME VON MULTIVITAMINPRÄPARATEN HEUTE GANG UND GÄBE IST, SO STELLT SICH AUCH HIER EINE UNKRITISCHE EINNAHME DERARTIGER SUBSTANZEN ALS UNGESUND HERAUS, DA ES BESTIMMTE VITAMINE GIBT, SO z.B. DAS VITAMIN A, DIE IN EINER ÜBERDOSIERUNG SOGAR GIFTIG SEIN KÖNNEN

63) Als wichtigste
Flüssigkeitsquelle
gilt nach wie vor
das Wasser!

sen wir uns wohl zunächst abfinden und daraus die Konsequenz ziehen, unser Verhalten auf die veränderten Bedingungen einzurichten. Dies bedeutet, daß wir die Nahrungs- und Flüssigkeitsaufnahme (Abb. 63) heute wesentlich bewußter vornehmen müssen, als dies noch für unsere Vorfahren notwendig war.

WARUM IST ES WICHTIG, FIT ZU SEIN?

Sowohl unser Berufs- als auch unser Privatleben ist durch viele ungesunde Faktoren geprägt, zu denen vor allem Streß, falsche Ernährung, Bewegungsmangel, übermäßiger Zigarettengenuß und Alkoholmißbrauch gehören. Nicht immer kann man den vorhandenen Zwängen ausweichen, sondern muß sich ihnen vielmehr stellen. Um diese ständige Auseinandersetzung auch bis ins hohe Alter hinein schadlos überstehen zu können, bedarf es vor allem einer robusten Gesundheit. Wohl denen, die von Natur aus mit einer solchen gesegnet sind.

Leider zeigen sich bei den meisten Menschen bereits im mittleren Alter deutliche Verschleißerscheinungen sowohl des Herz-Kreislaufsystems als auch der Gelenke. Obwohl uns allen die Bedeutung einer gesunden Lebensweise sehr wohl bewußt ist, gelingt es doch nur den wenigsten, ihre Gesundheits- und Fitneßziele im Alltag auch umzusetzen. Das liegt einerseits, wie schon erwähnt, an berufsbedingten Einschränkungen, andererseits fehlt es aber auch oft am nötigen Know-how und der entsprechenden Motivation. Wir wissen alle, wie wichtig es ist, unsere Gesundheit und Leistungsfähigkeit zu schützen, um nicht vorzeitig aus dem immer härter werdenden Wettbewerb auszuscheiden.

Mit einem präventiven Gesundheitstraining müssen wir uns eine Gesundheitsreserve schaffen, quasi als Polster für Krisenzeiten.

Die Bedeutung von Herz-Kreislauftraining für die Gesundheit wurde bereits vor 25 Jahren von Dr. Kenneth Cooper klar erkannt. Seine damals ausgearbeiteten Vorschläge sind seit langem Bestandteil der Empfehlungen der American Heart Association für die Vorbeugung und Behandlung von Herz-Kreislauferkrankungen.

Unsere Ur-Ahnen, die noch die meiste Zeit des Tages der Nahrungsbeschaffung widmen mußten, brauchten sich um ihre körperliche Fitneß sicher keine Sorgen zu machen. Viele damals nicht behandelbaren Krankheiten führten jedoch zu einem frühen Tod und damit zu einer Lebenserwartung von weniger als 30 Jahren. Inzwischen haben wir diese Gefahren dank der modernen Medizin zum größten Teil gebannt, so daß die Lebenserwartung heute in Deutschland bei über 76 Jahren liegt. Diese Zahl sagt natürlich nichts darüber aus, wie die letzten 10 oder 20 Jahre verbracht werden!

Das frühe Auftreten von Herz-Kreislauferkrankungen sowie ein vorzeitiger Verschleiß unserer Gelenke gehen oft nicht nur mit dem Verlust des Arbeitsplatzes einher, sondern auch mit dem des Freundes- und Bekanntenkreises – sowie mit der Einschränkung bzw. Aufgabe der sportlichen Aktivitäten. Ein amerikanischer Sportmediziner hat deshalb einmal den Satz geprägt: »It is more important to give more life to your years than to give more years to your life«. Die Gesundheitsgefahren durch Dauerstreß, gleichgültig ob privat oder am Arbeitsplatz, sind bestens bekannt. Verbunden mit falscher Ernährung und der daraus resultierenden Störung des Stoffwechsels mit zu hohen Cholesterinwerten (vor allem das sog. LDL – das schlechte Cholesterin) trägt der Streß zur Entwicklung der sog. Arteriosklerose (Arterienverkalkung) und damit zum Bluthochdruck bei. Wer dazu noch raucht (Abb. 64 a+b), erhöht das Risiko gleich noch einmal um mindestens das Doppelte. Dies gilt im übrigen nicht, wie vielfach fälschlich angenommen, nur für Männer, sondern auch für Frauen!

Ein ungesunder Lebensstil hat allerdings nicht nur Folgen für das Herz-Kreislaufsystem und damit für die Lebenserwartung, sondern auch für unsere Gelenke. Bewegungsarmut verbunden mit Übergewicht und schlecht ausgebildeter Muskulatur sorgt für einen frühzeitigen Verschleiß der Gelenkknorpelflächen mit der Folge einer Arthrose. Diese führt zu einer zunehmenden Minderbelastbarkeit sowie einer schmerzhaften und fortschreitenden Einsteifung der Gelenke. In der Tat entsteht das Hauptkontingent der Arthrosen dadurch, daß man ohne die nötige Kondition und athletische

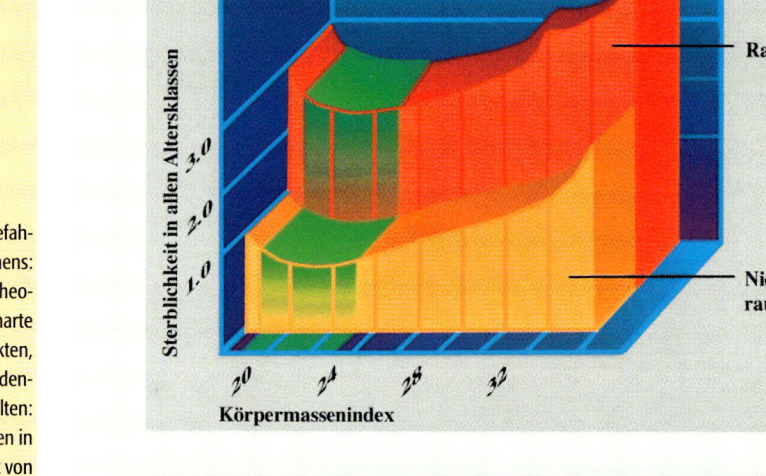

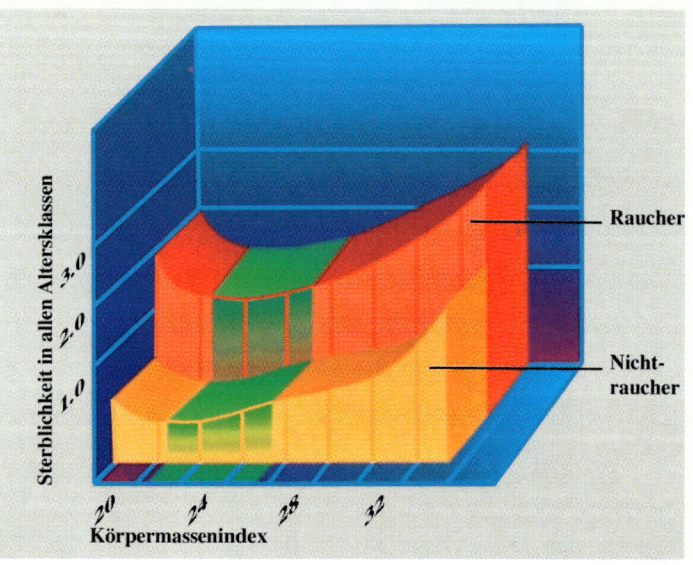

64a+b) Die Gefahren des Rauchens: Keine blasse Theorie, sondern harte statistische Fakten, die einem zu denken geben sollten: Sterberaten in Abhängigkeit von Rauchen und Körpergewicht

Grundausbildung bereits vorgeschädigte Gelenke härteren, sportlichen Belastungen wie z.B. Tennis oder Squash aussetzt.

FITNESSTRAINING
LOHNT SICH

Daß Gesundheit nicht nur als Abwesenheit von Krankheit zu definieren ist, hat die WHO (Weltgesundheitsorganisation) bereits vor einigen Jahrzehnten erkannt und schließt deshalb in ihre Definition des Gesundheitsbegriffs physische, psychische und soziale Gesundheit ein.

Wer gesund ist, muß deshalb aber noch lange nicht fit sein.

Dagegen setzt die Fitneß das Vorhandensein aller Formen der Gesundheit voraus und garantiert gleichzeitig deren Erhalt. Vor allem

in den USA haben etliche Studien die Wirksamkeit eines Gesundheitstrainings eindeutig belegt. Die seit Jahren unvermindert anhaltende Fitneßwelle in den Vereinigten Staaten hat inzwischen zu einer drastischen Senkung der Todesfälle durch Herz- und Kreislauferkrankungen geführt. Regelmäßige, individuell abgestimmte, körperliche Belastungen vermindern die Wahrscheinlichkeit einer Herzkrankheit deutlich (Abb. 65 und 66). Damit das Training auch den gewünschten Erfolg erzielt, müssen aber einige grundsätzliche Prinzipien berücksichtigt werden!

Intensität
Nur Training oberhalb einer bestimmten Intensitätsschwelle wirkt sich auf das Herzkreislaufsystem aus und damit auch auf unsere Gesundheit und Lebenserwartung. Das be-

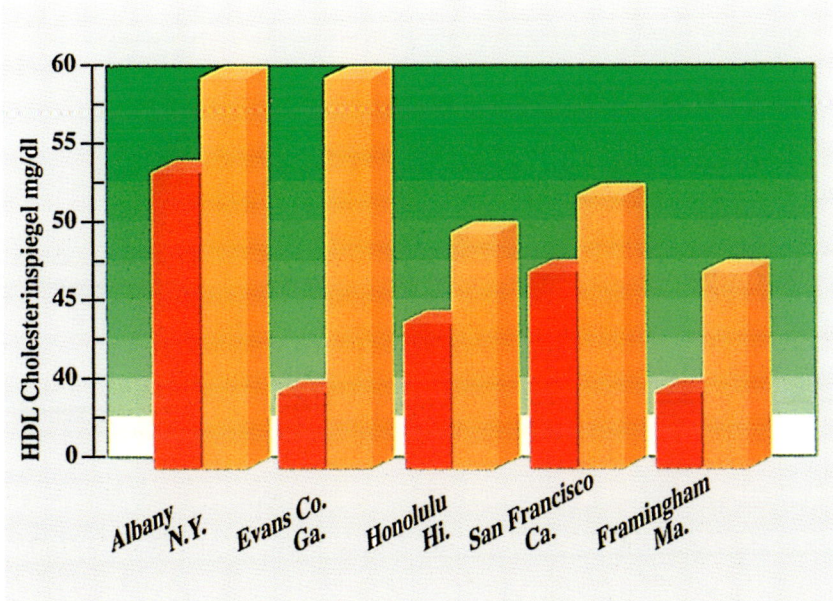

65) Je höher das HDL, desto geringer das Auftreten einer koronaren Herzkrankheit. Training erhöht das HDL!

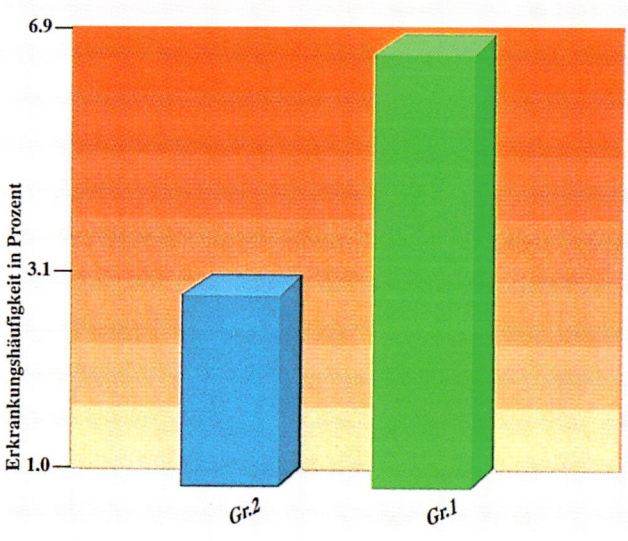

66) Diese Studie aus England zeigt den Zusammenhang zwischen körperlicher Belastung und Häufigkeit der koronaren Herzkrankheit. Training halbiert hier das Risiko einer Herzerkrankung

deutet wöchentlich etwa einen zusätzlichen Verbrauch von etwa 1.500 Kalorien bei einem dreimaligen Training von 60 Minuten.

Dauer

Die Dauer der einzelnen Trainingssitzung sollte 60 Minuten nicht unterschreiten. Wird neben dem Ausdauertraining auch ein Krafttraining, Dehnungsübungen, eine Aufwärm- und Abkühlphase hinzugerechnet, kann man ohne weiteres von einer Trainingsdauer von mindestens 2 Stunden ausgehen. Anschließend muß allerdings noch genügend Zeit für die Regeneration und das Relaxing verbleiben, womit wir schon bei ca. 2,5 bis 3 Stunden wären.

Häufigkeit

Nach den Erfahrungen des Cooper Aerobics Research Institutes in Dallas sind 3 Trainingseinheiten pro Woche das richtige Maß, um die gewünschten Resultate für die Gesundheit zu erzielen. Trainiert man weniger oft, muß man Abstriche am Trainingserfolg machen.

Sportart

Nach dem Gesagten kommt als Gesundheitssportart nur eine Bewegungsform in Frage, die die Pulshöhe des Trainierenden auf etwa 180 minus das jeweilige Alter für die Dauer von mindestens 30 Minuten dreimal wöchentlich erhöht und hält. Geeignet dafür sind Radfahren, Laufen, Rudern, Schwimmen oder Bergwandern.

FITNESS IST NICHT ALLES – OHNE FITNESS IST ALLES NICHTS

Vom Wert des Fitneßtrainings sind Sie sicher nach dem bisher Gesagten bereits überzeugt. Nun ist es Zeit, mit einigen Ausreden und Mythen aufzuräumen. Eine der beliebtesten Ausreden ist der Verweis auf einen angeblichen Zeitmangel. In Wahrheit wissen wir natürlich, daß wir für Dinge, die auf unserer Prioritätenliste ganz oben stehen, selbstverständlich Zeit haben bzw. finden. Solange wir uns jedoch gesund glauben und keine Schmerzen verspüren, meinen wir, Fitneß und Gesundheitstraining auf die unteren Plätze dieser Liste verweisen zu können. Instinktiv ahnen wir zwar, daß sich dies später einmal rächen wird, aber irgendwie glaubt jeder, doch noch einmal unbeschadet davonzukommen. Wenn Sie das Training zu einer Ihre Haupt-

ALS GESUNDHEITS-SPORTART KOMMT NUR EINE BEWE-GUNGSFORM IN FRAGE, DIE DIE PULSHÖHE DES TRAINIERENDEN AUF ETWA 180 MI-NUS DAS JEWEILIGE ALTER FÜR DIE DAUER VON MINDE-STENS 30 MINUTEN DREIMAL WÖCHENTLICH ERHÖHT UND HÄLT

Tennis

Spaßsportart, aber zum Erwerb einer gesundheitsrelevanten Fitneß nicht geeignet.

Begründung:

Der Puls schwankt in seiner Höhe zu stark, d.h. der erforderliche Trainingspuls wird nicht über die notwendige Länge von 30 Minuten ununterbrochen gehalten.

Vorsicht:

Durch nicht unerheblichen Psychostreß besteht die Tendenz zur Blutdrucksteigerung. Und bei unzureichender athletischer Grundausbildung und Kondition sind die Gelenke, vor allem die Knie, sehr gefährdet.

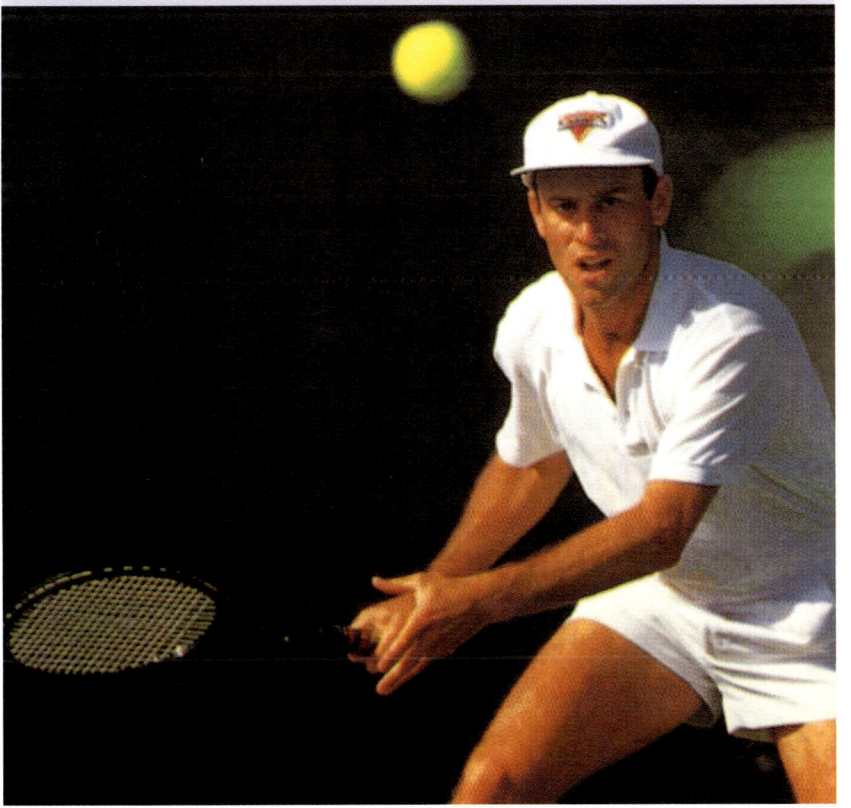

prioritäten im Leben machen wollen, dann sperren Sie am besten einfach im voraus dreimal wöchentlich einen Zeitraum von 2 Stunden in Ihrem Terminkalender.

Damit Sie sich nun auch für die richtige Sportart entscheiden, muß zuerst mit vielen Falschinformationen und Fehleinschätzungen Schluß gemacht werden. Wenn man beispielsweise manche Leute fragt, wie sie es denn mit dem Fitneßtraining halten, so antworten sie im Brustton der Überzeugung, daß sie schließlich Tennis und Golf spielen und auch Skilaufen, das wäre ja wohl genug. Leider ist diese Meinung nicht richtig! Mit anderen Worten: Durch diese

Golf

Spaßsportart, aber zum Erwerb einer gesundheitsrelevanten Fitneß nicht geeignet.

Begründung:

Der erforderliche Trainingspuls von 180 minus Lebensalter wird bei weitem nicht erreicht, schon gar nicht über die erforderliche Zeitdauer.

Vorsicht:

Der Bandscheibenvorfall ist einer der häufigsten orthopädischen Verletzungen des Golfspiels, vor allem bei unzureichend ausgebildeter Bauch- und Rückenmuskulatur.

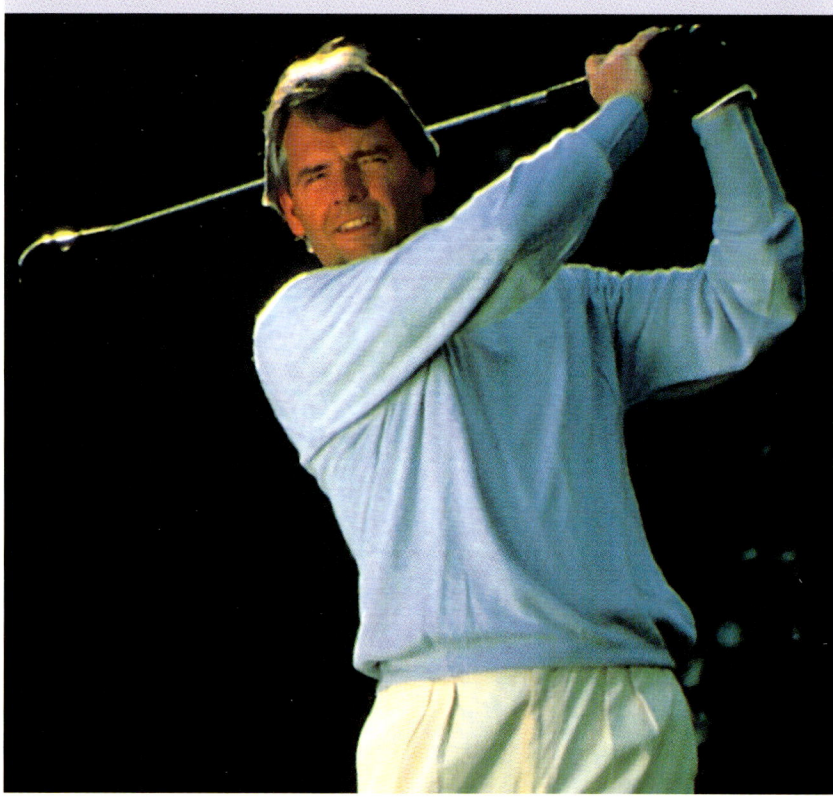

und ähnliche Sportarten können Sie nicht fit werden, sondern Sie müssen für eine gefahrlose Ausübung dieser Sportarten fit sein! Mit einem umfassenden Fitneßtraining, welches die Herz-Kreislaufleistung, die Muskelkraftentwicklung, die Dehnung und die Geschicklichkeit gleichermaßen fördert, betreibt man nicht nur die beste Arthroseprophylaxe, sondern sorgt auch dafür, daß man das Verletzungsrisiko bei der Ausübung bestimmter Sportarten wesentlich vermindert!

Sofern man diese Hinweise beherzigt, kann man auch mit einer »Bioprothese«, d.h. mit einem runderneuerten Kniegelenk, wieder Sport-

Ski

Spaßsportart, aber zum Erwerb einer gesundheitsrelevanten Fitneß nicht geeignet.

Begründung:

Auch hier kommt es durch Streßsituationen zu erheblicher Blutdrucksteigerung.

Außerdem wird der erforderliche Trainingspuls von 180 minus Lebensalter bei weitem nicht erreicht.

Vorsicht:

Bei schlechter Kondition erhöht sich Sturz- und Verletzungsgefahr deutlich. Die häufigste Skiverletzung ist der Kreuzbandriß des Kniegelenks.

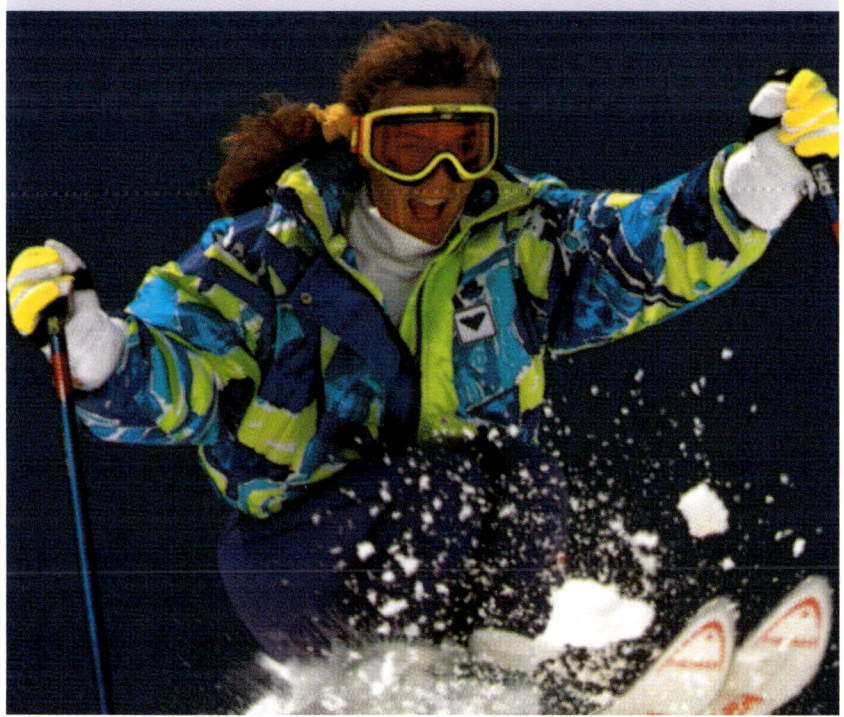

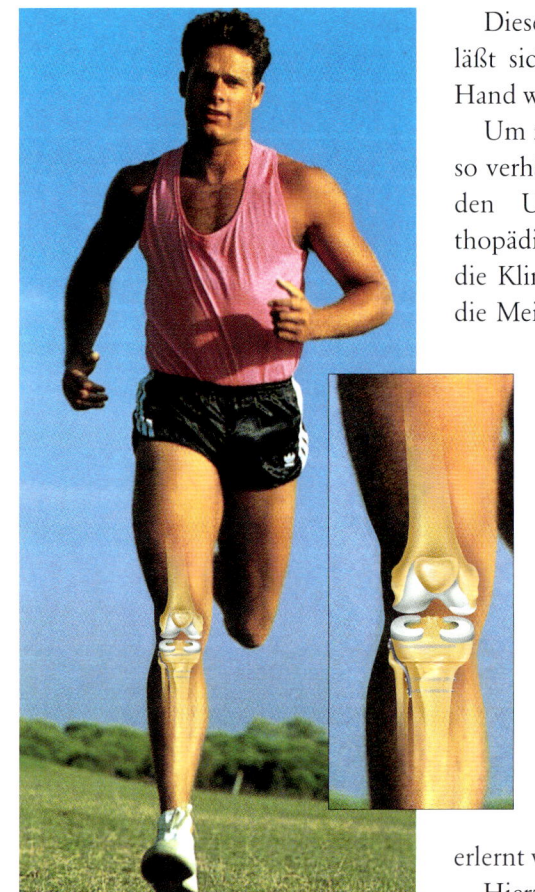

Diese Tatsache mag verwundern, läßt sich aber leider nicht von der Hand weisen.

Um zu verstehen, warum sich das so verhält, muß man wissen, daß an den Universitätskliniken im orthopädischen Bereich in der Regel die Klinikchefs ausschlaggebend für die Meinungsbildung sind, und diese eben keine ausreichenden eigenen Erfahrungen im Bereich der Abrasionsarthroplastik haben.

Anders als bei der Verschreibung eines neuen Medikaments, welches, nachdem man in einer Fachzeitschrift darüber gelesen hat, noch am gleichen Tag verordnet werden kann, müssen die Techniken der Abrasionsarthroplastik zunächst einmal »von der Pike« auf erlernt werden.

Hierzu muß man sich, auch als gestandener Orthopäde oder Chirurg, zunächst einmal längere Zeit »das Händchen führen lassen«. Daß das nicht jedermanns Sache – und vor allem nicht Chefsache – ist, versteht sich von selbst. So begnügen sich die meisten Ärzte damit, Meinungen über die Abrasionsarthroplastik quasi vom Hörensagen ab- bzw. weiterzugeben.

Selbstverständlich ist der nicht operierende Orthopäde oder gar der Hausarzt von diesem heiklen Thema noch viel weiter entfernt und muß deshalb oft die Meinung der sogenannten Koryphäen der Unikliniken übernehmen.

Da man sich als Operateur mit der Abrasionsarthroplastik »sehr weit

arten mit höheren Anforderungen betreiben, ohne eine erneute Verschlimmerung der Gelenksituation befürchten zu müssen (Abb. 67).

WARUM ERFAHREN VIELE PATIENTEN ZU SPÄT VON DEN MÖGLICHKEITEN DER MODERNEN ARTHROSE-CHIRURGIE?

Zunächst muß an dieser Stelle einmal gesagt werden, daß die in diesem Buch dargestellten Behandlungskonzepte für schwere Kniearthrose kein allgemeines Wissensgut der Orthopädie darstellen.

aus dem Fenster lehnen« muß – bei falscher Ausführung kann nämlich viel schiefgehen! – ist das Mutpotential der meisten Operateure im peripheren, d.h. nicht-universitären, Bereich meist schnell erschöpft. Wer soll einem noch beistehen, wenn etwas schiefgeht? Aus diesem Grund macht sich mehr und mehr das Motto breit: »Wer nichts macht, macht nichts falsch«! Mit einer solchen Haltung kann man seinen Patienten natürlich nicht helfen!

Alle Faktoren zusammengenommen führen letztlich dazu, daß die betroffenen Patienten nicht so beraten werden können, wie es nach dem Stand der Dinge möglich und auch richtig wäre. An diesem Punkt schließt sich der Kreis zu der Frage, warum ich dieses Buch schreibe:

Im Interesse der betroffenen Patienten muß sich das Wissen um die neuen Möglichkeiten der Arthrosebehandlung einfach schneller verbreiten. Wer betroffen ist, hat einfach nicht genug Zeit.

WARUM DÜRFEN ÄRZTE NICHT WERBEN?

Neben der Kirche und der Armee stellt die Medizin die letzte, streng hierarchisch gegliederte Bastion in unserer Gesellschaft dar, die sich den modernen Umgangs- und Führungsformen noch nicht aufgeschlossen hat. Das Festhalten am Althergebrachten, die Weigerung, »alte Zöpfe abzuschneiden«, ist nahezu typisch für den Gesundheitsbereich. Dies gilt auch für das sogenannte Werbeverbot unter den Heilberufen.

Was war der ursprüngliche Sinn des Werbeverbots?

In früheren Jahrhunderten erschienen auf Marktplätzen immer wieder »Wunderheiler« mit Heilungsversprechen aller Art, ohne daß sie über irgendeine Qualifikation oder Ausbildung verfügten. Um die Bevölkerung vor derartigen Quacksalbern zu schützen, wurde dieses Gesetz erlassen, für bestimmte Heilmethoden zu werben.

Diese durchaus sinnvolle Maßnahme hat sich aber im Laufe der

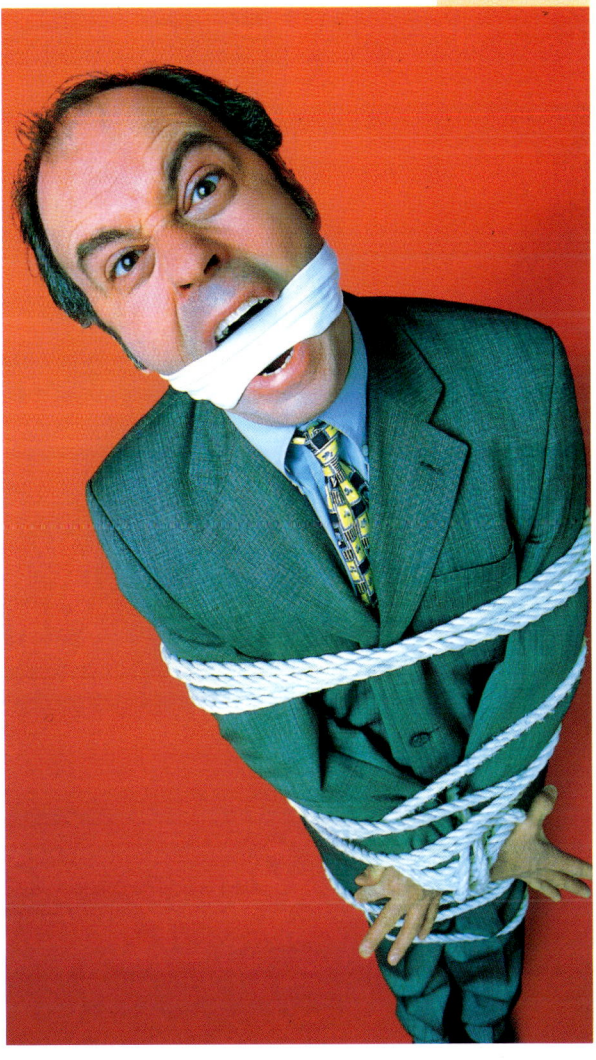

Zeit, vor allem in Zeitalter der rasanten Entwicklung der Medizin, selbst ad absurdum geführt. Heutzutage dient das Werbeverbot eigentlich nicht mehr dem Schutz des Patienten, sondern vor allem dem Schutz bestimmter »Zunftinteressen« in der Ärzteschaft. So ist für den Patienten das Werbeverbot von seiner ursprüglichen Schutzfunktion zu einer Informationssperre degeneriert. Rufen Sie einfach einmal bei der Ärztekammer an, um zu fragen, an welchen Arzt Sie sich mit Ihrem jeweiligen Gesundheitsproblem wenden sollen. Spätestens dann wissen Sie, was ich meine: Denn nach diesem Anruf werden Sie genauso schlau sein wie vorher.

Glücklicherweise sind jedoch in der Ärzteschaft Tendenzen erkennbar, diese unsinnige Regelung zu lockern und möglicherweise künftig auch aufzugeben. So ist es z.B. seit 1997 möglich, daß Ärzte im Internet (Abb. 70) die von ihnen angebotenen Leistungen darstellen dürfen. Das Augenmerk der Öffentlichkeit und auch der Rechtspflege wird in Zukunft wohl eher darauf gerichtet sein, den Wahrheitsgehalt derartiger Informationsaussagen auf den Prüfstand zu stellen und bei einem Verstoß gegen die Regeln entsprechend einzugreifen, wie dies im kommerziellen Bereich schon seit langem üblich ist. Werbung ist heute als Information zu verstehen. Und Information kann für den Patienten unter Umständen lebensnotwendig sein.

Den Patienten von derartigen Informationen fern zu halten, ist patientenfeindlich. Patientenfreundliches Verhalten ist, verglichen mit dem Schutz von Zunftinteressen, das höhere Rechtsgut! Auf diesem höheren Rechtsgut zu bestehen, ist Sache der Patientenschaft. Nutzen Sie die Möglichkeiten unserer modernen Mediengesellschaft, um die Ihnen zustehenden Rechte einzufordern. Nur so wird sich etwas ändern!

WIE WERDEN ÄRZTE AUSGEBILDET?

Die Eintrittskarte für das Medizinstudium ist die Hochschulreife, d.h. das Abitur. Das Medizinstudium selbst umfaßt sogenannte vorklinische und klinische Semester, d.h. in einem Teil des Studiums werden die Grundlagen der Biologie, Physiologie, Biochemie und Anatomie unterrichtet, während in einem weiteren Teil die einzelnen medizinischen Fächer wie Innere Medizin, Chirurgie, Hals-Nasen-Ohren-Krankheiten sowie Augenheilkunde usw. gelehrt werden. Nach Abschluß des Studiums erfolgt eine entsprechende Prüfung, bei deren Bestehen der Kandidat die sogenannte Approbation erhält, die ihn oder sie zur Ausübung des ärztlichen Berufes berechtigt. Nach dem Studium und einer entsprechenden Praktikumszeit tritt man dann eine Facharztausbildung an mit dem Ziel, entweder Internist, Chirurg, Orthopäde etc. zu werden. Diese dauert dann noch einmal ca. fünf bis sechs Jahre und wird mit der sogenannten Facharztprüfung abgeschlossen, nach der sich der Kandidat Facharzt nennen darf.

Wenn man von den Gesundheitsämtern, betriebsärztlichen Bera-

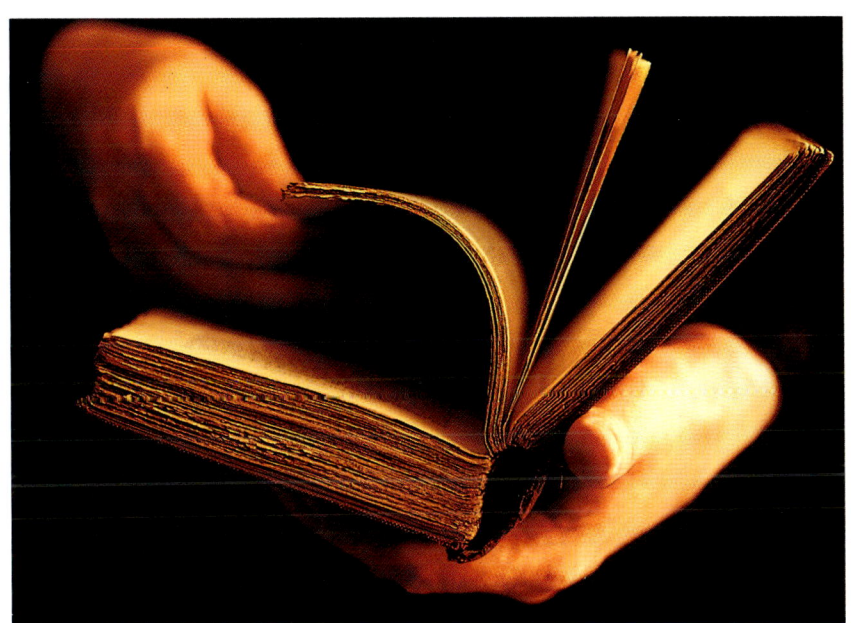

tungsstellen und Arbeitsplätzen in der pharmazeutischen Industrie einmal absieht, so teilt sich das Gros der Ärzte in zwei Bereiche auf: Die niedergelassenen Ärzte und die Krankenhausärzte.

Die niedergelassenen Ärzte sind in sogenannter freier Praxis tätig und haben in aller Regel eine sogenannte Kassenzulassung. Das sind Verträge, in denen die Krankenkassen die Behandlungen ihrer Mitglieder bestimmen. Daneben gibt es eine verschwindend kleine Zahl von Ärzten, die nur in einem direkten Vertragsverhältnis mit dem Patienten selbst verhandeln. Die Möglichkeit, sich in freier Praxis niederzulassen, ist seit einigen Jahren in Deutschland stark eingeschränkt, vor allem durch ein gewisses, regional unterschiedliches Überangebot an Ärzten.

Was die Krankenhausärzte betrifft, so haben diese die Möglichkeit, in verschiedenen Funktionen tätig zu sein. Dies beginnt mit der sog. Assistenzarztstelle, die dann nach einigen Jahren und entsprechender Qualifikation in eine Oberarztstelle einmünden kann. Chefarztstellen werden in der Regel überregional ausgeschrieben und, von Ausnahmen abgesehen, an habilitierte Bewerber (Professoren) vergeben.

Und im vorherigen Satz liegt auch die Erklärung dafür, weshalb an Kliniken – und zwar auch an Universitätskliniken – das Spezialistentum keine wirklichen Wachstumsbedingungen hat.

Um die Eintrittskarte für die Chefarztkandidatur zu erwerben, muß man sich habilitieren. Was bedeutet das?

Das heißt, man verfaßt über ein wissenschaftliches Thema eine oder mehrere Arbeiten, veröffentlicht diese in Zeitschriften und stellt sie auf Kongressen vor. So werden »Punkte gesammelt« für den Erwerb der Habilitation.

Dabei besteht das Ziel darin, das Interessenspektrum bis zum Erwerb des Chefarztpostens so breit wie möglich zu halten, um nicht wegen einer Spezialisierung oder gar Überspezialisierung vorzeitig aus der Kandidatenliste herauszufallen. Demnach ist ein Habilitant während seiner Universitätslaufbahn vor allem um den Aufbau seines wissenschaftlichen Rufs bemüht. Ob er ein guter Arzt ist, ein guter Diagnostiker, ein guter Operateur, oder ob er mit den Patienten gut umgehen kann und ähnliche Kriterien, interessiert hierbei kaum. Aber gerade diese Punkte interessieren den Patienten später sehr wohl. Aus der Perspektive der künftigen Patienten erscheint dieses Auswahlverfahren wenig sinnvoll. – Der Trainer der Nationalmannschaft sucht sich seine Leute schließlich auch nicht bei den Fußballjournalisten, sondern bei den Spielern selbst! Zum Glück für den Fußball geschieht dies natürlich nicht. In der Medizin ist aber leider genau das der Fall. Das erklärt auch, weshalb Chefärzte, von wenigen Ausnahmen abgesehen, schwerlich wirkliche Profis auf irgendeinem Gebiet werden können. Manche holen dies dann später noch nach, obgleich umfangreiche Verwaltungsaufgaben, Sitzungen und vieles andere mehr den Gedanken, später noch

ein Profi werden zu wollen, schnell verdrängen.

Wie kann man das ändern?

In Kreis- und Landtagen sowie in den anderen Gremien, die über die Besetzung von Chefarztposten entscheiden, muß die Erkenntnis heranreifen, daß heutzutage andere, neue Entscheidungskriterien ausschlaggebend sind! Einen kleinen Beitrag hierzu zu leisten, ist der Sinn dieses Kapitels.

WIE FINDE ICH EINEN WIRKLICHEN SPEZIALISTEN?

Nachdem wir schon gehört haben, daß der Anruf bei der Ärztekammer und auch bei der Universität nicht viel weiter helfen wird, bleibt gegenwärtig nur das sogenannte »Sich um-

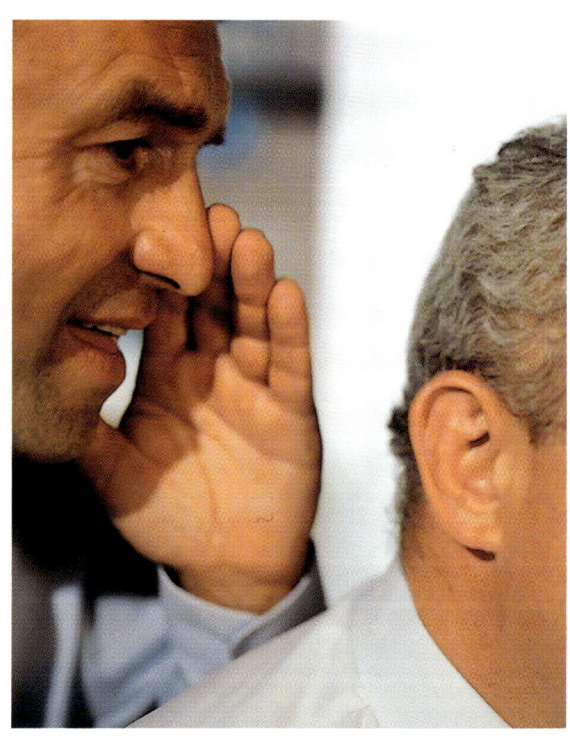

hören«. Diese »Mundpropaganda« ist nach wie vor die wirksamste und zuverlässigste Methode. Dabei müssen Sie natürlich darauf achten, daß das Problem der von Ihnen befragten Patienten auch mit dem Ihren vergleichbar ist. Sofern dies der Fall ist, können Sie aus den Erzählungen des anderen über den Verlauf der Behandlung oder durch Ihre eigenen Beobachtungen der weiteren Entwicklung, z.B. zurückgewonnene Leistungsfähigkeit, Ihre eigenen Schlüsse ziehen.

Sie können natürlich auch versuchen, Ihren Hausarzt, einen Orthopäden oder einen Chirurgen zu befragen. Handelt es sich hierbei um einen integren und objektiven Arzt, wird er Ihnen ein faires Bild über die zu erwartenden Chancen aufzeigen, und zwar auf der Basis eigener Beobachtungen und Erfahrungen, welche er an anderen Patienten gemacht hat, die an ähnlichen Symptomen litten wie Sie. Es kann Ihnen aber auch leider passieren, daß Sie an eine Einrichtung verwiesen werden, in der z.B. der betreffende Arzt früher selbst arbeitete und mit der ihn immer noch eine gewisse »Seilschaft« verbindet – unabhängig davon, ob man von dieser Einrichtung tatsächlich die beste Qualität erwarten kann oder nicht. Leider sind derartige Zustände in Deutschland keine Seltenheit.

Wenn Sie nun nach vielem Herumfragen endlich zu einem Spezialisten gelangt sind, so erlauben Sie sich ruhig zu fragen, wie viele derartige Operationen der Arzt schon durchgeführt hat, wie viele er davon monatlich vornimmt, wie seine In-

fektionsrate aussieht und vor allem, wie hoch seine Erfolgsquote ist. Es schadet in diesem Zusammenhang gar nichts, Ihren Operateur auch nach fünf oder sechs Telefonnummern von Patienten zu fragen, die ein ähnliches Problem wie Sie hatten und die Operation bereits erfolgreich hinter sich gebracht haben. Gibt Ihnen der Arzt diese Telefonnummern, »ohne mit der Wimper zu zucken«, können Sie sich ihm ruhig anvertrauen. Er hat offensichtlich nichts zu verbergen und riskiert auch nicht, daß die Aussagen der betreffenden Patienten negativ ausfallen könnten. In diesem Zusammenhang sollten Sie auch fragen, ob die Operation auf Videoband aufgenommen wird und ob Sie eine Kopie dieses Bandes – und zwar ungeschnitten – erhalten. Auch hier trennt sich schnell die Spreu vom Weizen!

Nach meinen Erfahrungen in den USA war ich in Deutschland immer wieder erstaunt, daß mir derartige Fragen alle zehn Jahre einmal gestellt werden. Bitte geben Sie nicht Ihren Verstand an der Garderobe der Arztpraxis ab!

WIRD DIE QUALITÄT DER ÄRZTLICHEN ARBEIT KONTROLLIERT?

Anders als in den USA, wo viele Komplikationen, vor allem Infektionen, an zentrale Registraturen gemeldet werden müssen, steckt die Erfassung von ärztlichen Komplikationen in Deutschland immer noch in den Kinderschuhen. So hat z.B. auch die Ärztekammer hinsichtlich dieses

Problems keinen Überblick. Operationserfolge werden nur im inneren Kreis der Fachkollegen vorgestellt, wobei diese Ergebnisse auch mit Vorsicht zu genießen sind. Man darf nicht vergessen, daß an einer solchen Studie oft viele Ärzte über einen langen Zeitraum unter Benutzung verschiedenster Operationsmethoden beteiligt waren, so daß die aus der Arbeit gewonnenen Erkenntnisse keine wirkliche Aussagekraft hinsichtlich einer bestimmten Technik besitzen. Darüber täuscht dann auch nicht die moderne Präsentationsform mit allen derzeitig möglichen, technischen Schikanen hinweg.

Eine Art der Kontrolle, wie sie bei Piloten üblich ist, d.h. in regelmäßigen Abständen durchgeführte Simulatortests und Leistungsreports von unabhängigen, erfahrenen Piloten die auf Langstreckenflügen mitfliegen, gibt es bei Ärzten nicht! Kein Mensch kontrolliert, wie sich ein Arzt in Streßsituationen verhält, wie er mit Komplikationen umgeht, ob sein Wissen auf dem neuesten Stand ist, ob er sich regelmäßig fortbildet, und was er am Operationstisch denn tatsächlich so »treibt«.

Warum kontrolliert man Piloten? Weil man mit Recht sagt, daß diese Menschen eine große Verantwortung für andere Menschen tragen. Das gleiche gilt natürlich auch für Mediziner, vor allem für Operateure. Aber der Bewußtseinsstand läßt auch hier noch sehr zu wünschen übrig. Die Lösung kann allerdings nicht sein, die Haftpflichtverfahren in die Höhe zu treiben, sondern es muß

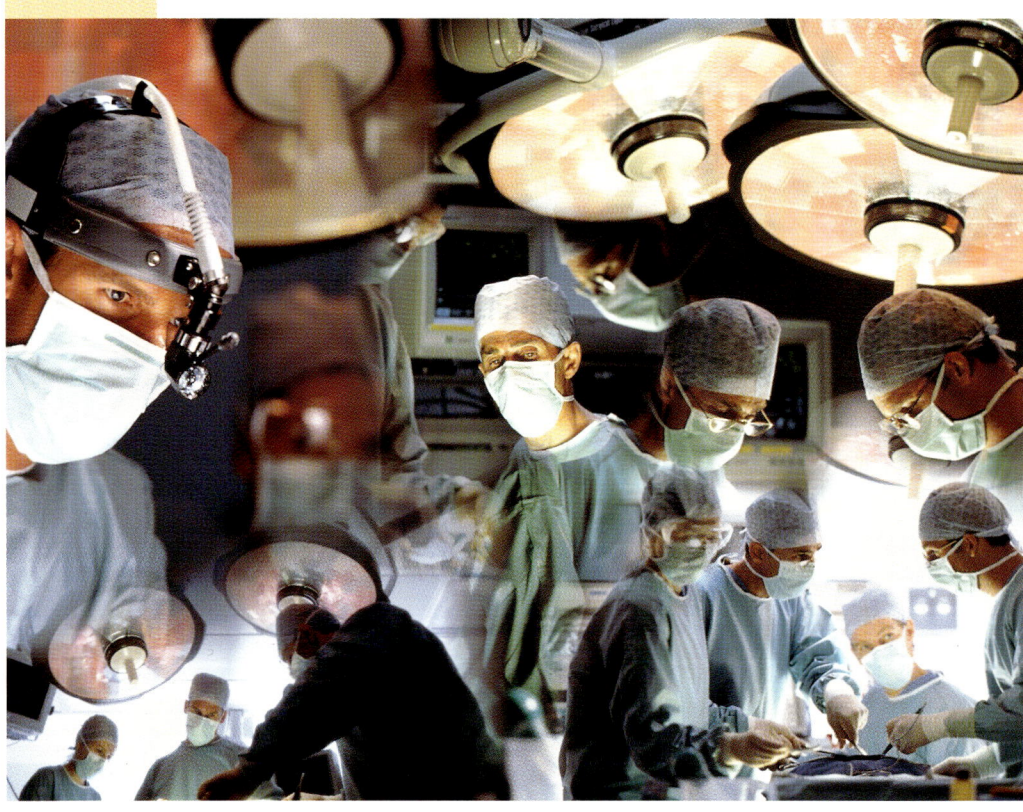

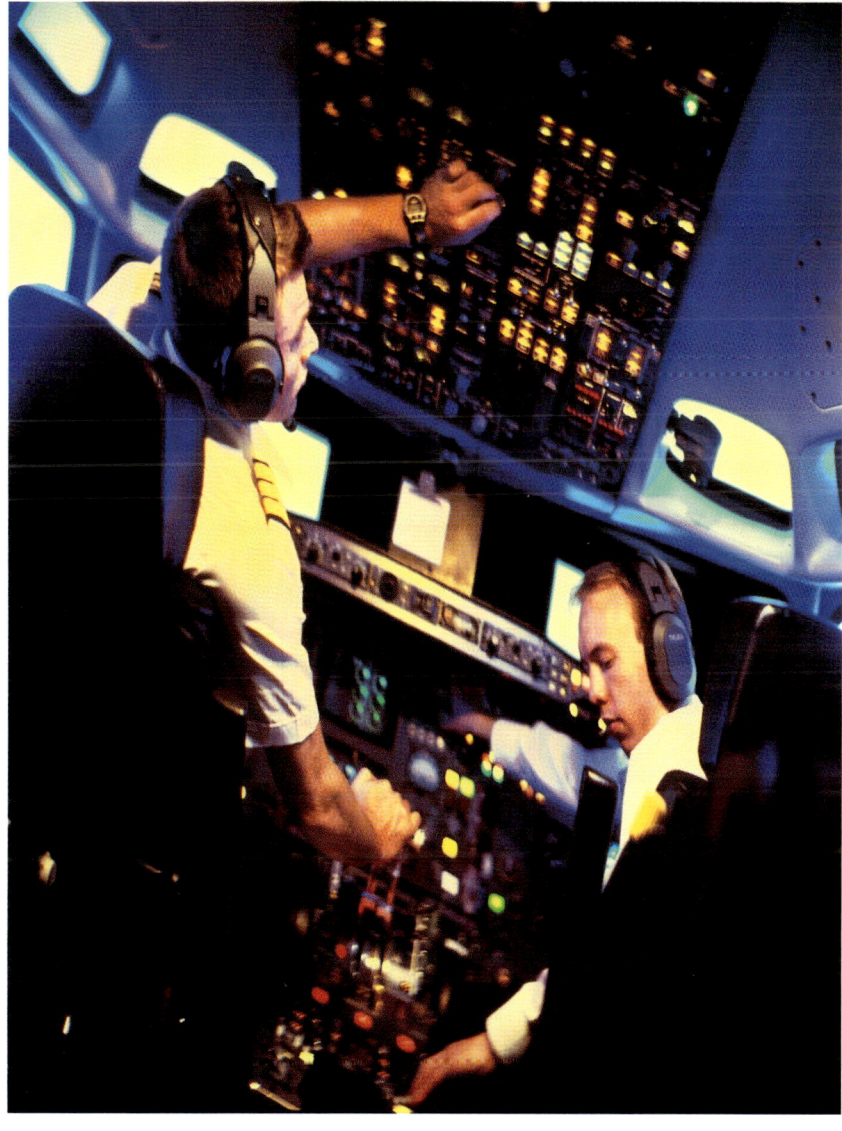

vielmehr im Vorfeld das Entstehen von Komplikationen und Kunstfehlern durch eine vernünftige, begleitende Kontrolle auf ein Minimum reduziert werden. So etwas zu organisieren, ist sicher nicht ganz einfach, erscheint mir aber dringend notwendig.

Hier wäre die Ärzteschaft aufgerufen, ein Qualitätssicherungssystem, das den Namen dann auch wirklich verdient, selbst zu organisieren, be-

vor es der Staat tut, der es sicherlich nicht so gut könnte (dem die nötigen Kenntnisse fehlen).

WAS KOSTET DIE ÄRZTLICHE LEISTUNG?

In früheren Jahrhunderten war es dem Arzt oft Lohn genug, seinen Patienten geheilt zu haben; für sein Überleben sorgte die Gemeinde, in

DIE PATIENTEN
DURCHSCHAUEN
DIE VERSCHLUN-
GENEN WEGE DER
GEBÜHRENORD-
NUNGEN MEISTENS
NICHT

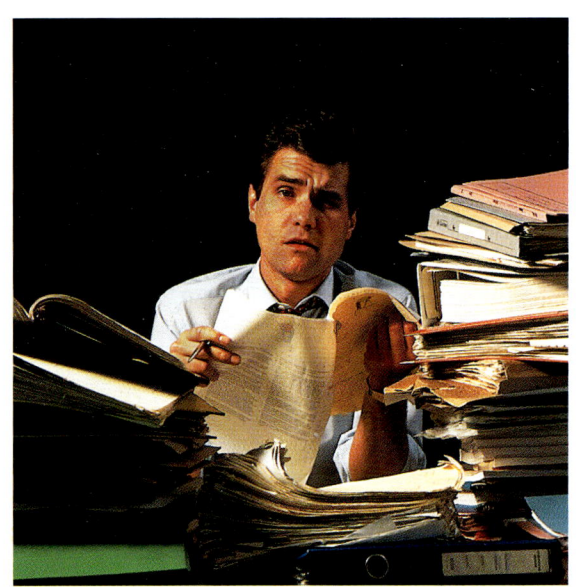

daß sie durch die in der Gebührenordnung ausgewiesenen Beträge bei weitem nicht mehr gedeckt werden können. Dies führt entweder dazu, daß die Anbieter ärztlicher Leistungen diese nur noch außerhalb des Gebührensystems zur Verfügung stellen oder ganz auf sie verzichten. Im Interesse des Patienten muß auch hier dringend eine Reform her.

der er wohnte. Im Zeitalter der High-Tech-Medizin geht so etwas leider nicht mehr. Dennoch erinnert das Gebührensystem der Ärzte irgendwie immer noch an jene alte Zeiten. So sind für die verschiedenen ärztlichen Tätigkeiten in der sogenannten Gebührenordnung für Ärzte (GOÄ) (Abb. 71) und auch in anderen Gebührensystemen, wie sie im kassenärztlichen Bereich gebraucht werden, DM-Beträge pro ärztlicher Verrichtung aufgeführt. Darin enthalten ist nicht nur das ärztliche Honorar selbst, sondern auch die bei der Verrichtung anfallenden Betriebskosten. Hätten Sie z.B. gedacht, daß im kassenärztlichen Bereich anspruchsvolle Operationen, wie der Einbau eines künstlichen Kniegelenks, mit DM 450,-- »honoriert« wird? (Dabei fällt Ihnen sicher die Rechnung für Ihre letzte Autoinspektion ein!?) Ich glaube kaum!

Die Betriebskosten für Personal, Raum, Technik, usw. sind in den vergangenen Jahrzehnten so gestiegen,

Für eine Reform fehlt es leider an der entsprechenden Bewußtseinsbildung: Die Patienten durchschauen die verschlungenen Wege der Gebührenordnungen meistens nicht, und die Politiker sehen keinen Handlungsbedarf. Letztendlich dürfen wir nicht vergessen, daß die ärztliche Behandlung zunächst eigentlich vom Patienten bezahlt werden muß. Versicherungen und Krankenkassen sind gewissermaßen nur die Verwalter Ihres Geldes. Eine alte schwäbische Volksweisheit sagt, »wer zahlt, schafft an«. Hiervon ist die deutsche Patientenschaft allerdings noch weit entfernt.

ZUSAMMENFASSUNG

Die Arthrose ist eine Volkskrankheit, an der sehr viele Menschen leiden. Hierbei ist nicht nur ein bestimmtes Gelenk betroffen, sondern die gesamte Persönlichkeit des Patienten wird in Mitleidenschaft gezogen.

Allerdings muß man sich mit den körperlichen Einschränkungen und der daraus resultierenden, verminderten Lebensqualität nicht abfinden.

Denn entgegen anders lautender Meldungen kann man Arthrose heilen. Bevor man sich aber einer Therapie unterzieht, erfolgt zunächst eine vernünftige Diagnose. Für diese Diagnosestellung benötigt man objektive Nachweisverfahren z.B. auch den Einsatz der Kernspintomographie. Ehe man jedoch in die vom Arzt vorgeschlagene Therapie einwilligt, sollte man unbedingt andere Patienten befragen, die eine ähnlich schwere Arthrose hatten und die mit der gleichen Methode behandelt wurden. Auch ist es sinnvoll, einen entsprechenden Leistungsnachweis vom Arzt zu verlangen. Besonders vorsichtig muß man mit dem Einbau eines künstlichen Kniegelenks sein, denn solch eine Entscheidung läßt sich nicht mehr rückgängig machen. Außerdem kann man nach dieser Operation nicht mehr aktiv Sport treiben.

Vor einer Operation müssen demnach alle Möglichkeiten der Gelenkerhaltung ausgeschöpft werden.

Spitzenreiter ist hier die sog. arthroskopische Gelenktoilette mit Abrasion. Zur professionellen Durchführung dieses Eingriffs sind in Deutschland nur ganz wenige Operateure befähigt. Allgemeingültige »Qualitätssiegel«, die von unabhängigen Gremien vergeben werden und auf die man sich als Verbraucher (Patient) verlassen kann, gibt es in Deutschland nicht.

Ob das Ziel einer »Bioprothese« mit langfristiger Funktionsverbesserung des Kniegelenks erreicht wird oder nicht, hängt nicht nur von der Qualität des Operateurs, sondern auch vom Verhalten des Patienten selbst ab.

Auf Seiten des Operateurs sind gefordert:

Umfassendes Wissen und Können auf dem Gebiet der Arthrose-Chirurgie, sowie langjährige Erfahrung im Umgang mit der Abrasionsarthroplastik und mit den notwendigen, zusätzlichen Operationen wie Umstellungsosteotomie und Bandrekonstruktionen, sowie auch detaillierte Kenntnisse über die Rehabilitationsphase.

Auf Seiten des Patienten sind gefordert:

Vertrauen in seinen Arzt, Geduld und Kooperationsbereitschaft zur konsequenten Einhaltung aller ihm gegebenen Hinweise und Vorschläge sowie die Bereitschaft, auch unangenehme Entscheidungen (z.B. zusätzliche Umstellungsosteotomie) mitzutragen. Darüber hinaus muß der Patient auch bereit sein, seine kunftigen Lebensumstände dem Kniegelenk in vernünftiger Weise anzupassen, und zwar sowohl im Hinblick auf seine sportlichen Aktivitäten, als auch auf seine sonstige Lebensweise einschließlich der Ernährungsgewohnheiten.

In einer Zeit, in der die meisten die Übernahme von Verantwortung scheuen, muß hier noch einmal betont werden:

Dem Arzt muß klar sein, daß die a für das Gelingen einer Bioprothesen-Operation bei ihm liegt und auch bei ihm bleibt. Der Patient hingegen muß einsehen, daß die letztendliche Verantwortung für seine Gesundheit weder beim Arzt, noch bei der Krankenkasse, noch bei der Versicherung, noch beim Arbeitgeber, noch bei der Regierung oder bei irgendwem sonst liegt, sondern bei ihm selbst. Gute Ergebnisse basieren auf richtigen Entscheidungen. Richtige Entscheidungen resultieren aus dem richtigen Bewußtsein. Das richtige Bewußtsein erlangt man aus den richtigen Erkenntnissen. Und die richtigen Erkenntnisse erwirbt man aus richtigen Informationen. Erst wenn alles zusammengeht, wird man das jeweils mögliche Optimum erreichen können!

DER PATIENT HINGEGEN MUSS EINSEHEN, DASS DIE LETZTENDLICHE VERANTWORTUNG FÜR SEINE GESUNDHEIT WEDER BEIM ARZT, NOCH BEI DER KRANKENKASSE, NOCH BEI DER VERSICHERUNG, NOCH BEIM ARBEITGEBER, NOCH BEI DER REGIERUNG ODER BEI IRGENDWEM SONST LIEGT, SONDERN BEI IHM SELBST

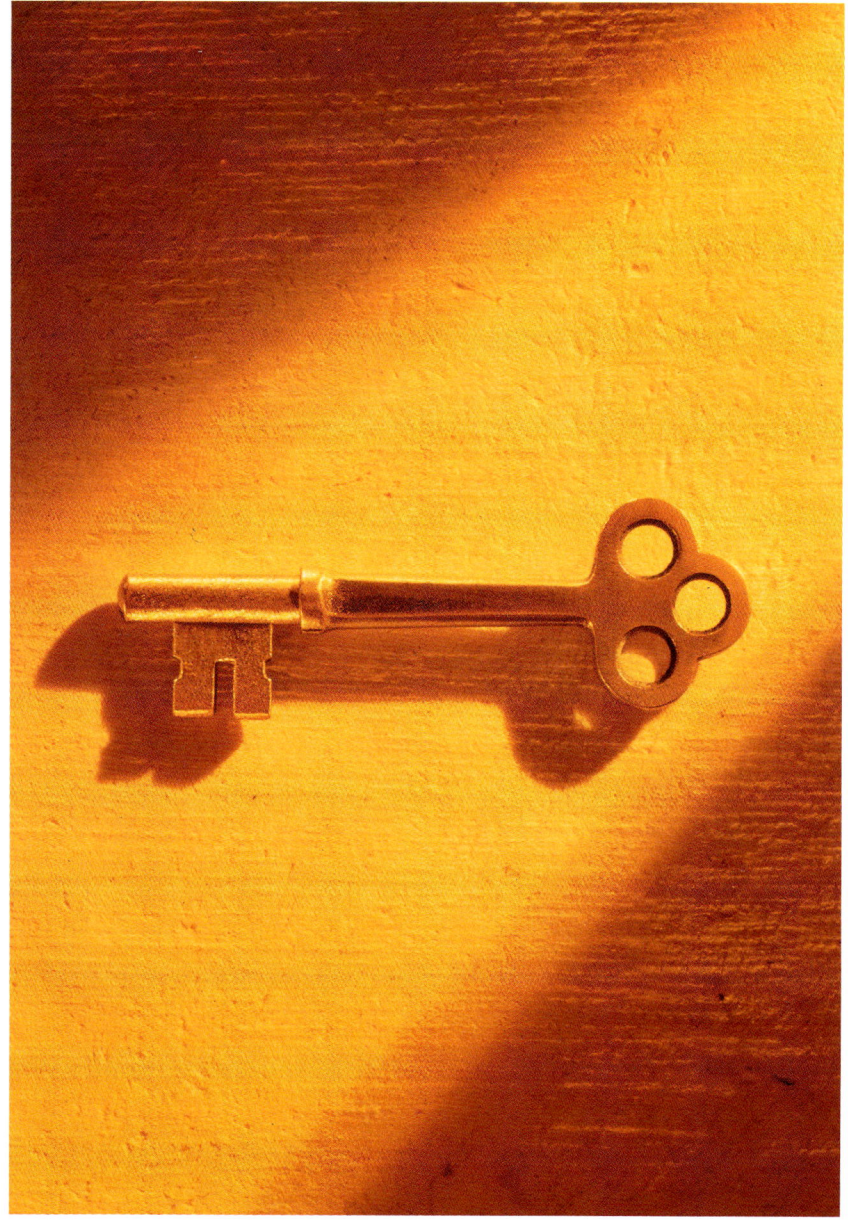

REGISTER

Geradestehende Seitenangaben führen die wichtigen Verweise auf, kursive auf weitere Erwähnungen.

Bildnachweis

Bavaria Bildagentur, München: 70, 78, 79, 80, 81, 86, 87

Tony Stone Bilderwelten, München: 11, 77, 83, 84

IFA Bilderteam, München: 64, 72, 88, 90

StockFood, München: 66/67